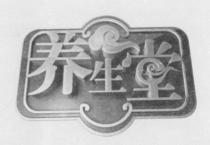

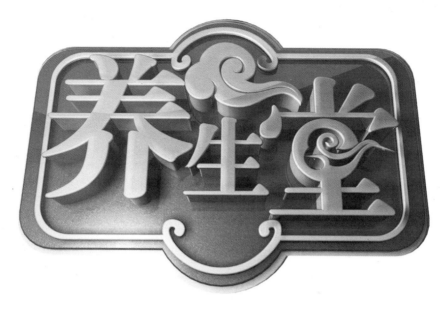

BTV 北京卫视

# 教你四季不生病

北京电视台《养生堂》栏目组 著

江苏凤凰科学技术出版社

**图书在版编目（CIP）数据**

养生堂教你四季不生病 / 北京电视台《养生堂》栏

目组著 . -- 南京 : 江苏凤凰科学技术出版社，2017.1（2018.12 重印）

ISBN 978-7-5537-7602-6

Ⅰ . ①养… Ⅱ . ①北… Ⅲ . ①养生（中医）- 基本知识

Ⅳ . ① R212

中国版本图书馆 CIP 数据核字 (2016) 第 302915 号

**养生堂教你四季不生病**

| | | |
|---|---|---|
| 著 者 | 北京电视台《养生堂》栏目组 | |
| 责 任 编 辑 | 樊 明 倪 敏 | |
| 责 任 校 对 | 郝慧华 | |
| 责 任 监 制 | 曹叶平 方 晨 | |

| | |
|---|---|
| 出 版 发 行 | 江苏凤凰科学技术出版社 |
| 出版社地址 | 南京市湖南路 1 号 A 楼，邮编：210009 |
| 出版社网址 | http://www.pspress.cn |
| 印 刷 | 北京文昌阁彩色印刷有限责任公司 |

| | |
|---|---|
| 开 本 | 718mm × 1000mm 1/16 |
| 印 张 | 14 |
| 版 次 | 2017 年 1 月第 1 版 |
| 印 次 | 2018 年 12 月第 2 次印刷 |

| | |
|---|---|
| 标 准 书 号 | ISBN 978-7-5537-7602-6 |
| 定 价 | 39.80 元 |

图书如有印装质量问题，可随时向我社出版科调换。

序

## 献给亲人的爱

北京卫视《养生堂》栏目自 2009 年 1 月 1 日开播以来，便深受广大观众的喜爱。也正是他们每天 17：25 在电视机前的忠实守候，给了栏目组一路砥砺前行的信心和勇气。经过 8 年的风雨洗礼，如今我们可以骄傲地宣称：《养生堂》已经成为中国最大的健康养生普及课堂之一。它影响着、引领着、改变着亿万中国人的健康观念与生活方式，为推进"健康中国"的国家战略发挥了积极作用。

8 年来，《养生堂》始终将"献给亲人的爱"作为栏目的核心宗旨：不仅要为观众带去健康常识，更要像对待亲人一样，帮助观众树立健康的生活理念，传递积极、乐观的人生态度。也正是这种家人般的情感共鸣，让《养生堂》不同于其他养生节目，能够在理性的医学分析中，渗透进满满的爱与正能量。

2015 年 9 月 18 日，《养生堂》录制了一期"关注阿尔茨海默病"的特别节目。开场时，主持人悦悦特意将姥姥留下的戒指戴在了自己手上——她的姥姥就是因为阿尔茨海默病去世的。而本期嘉宾，来自北京中医药大学的国家级名老中医田金洲教授，也是因为母亲逝于阿尔茨海默病，而将毕生精力投入到相关领域的研究中。正是我们节目组成员以及医疗专家所一直秉持的同理心，让《养生堂》成为了一个有温度、有情怀的节目。

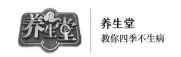
当然，只有温度和情怀是不够的。《养生堂》一直将权威性、科学性、普及性和公益性作为节目的四大立足点。

权威性是《养生堂》栏目的品质保障。在医疗专家的准入机制上，《养生堂》将健康类节目规定的专家标准不断提高，主讲嘉宾从三甲医院副主任医师，一路提升到科室主任和学科带头人。8年来，《养生堂》共邀请了全国权威医疗专家上千人，重磅推出的"院士系列、院长系列、中华医学会主任委员系列、国医大师和国家级名老中医系列节目"都受到了极大关注。

科学性是《养生堂》栏目的生命基础。养生类节目关乎生命健康，为此，我们坚持与权威医院合作，追踪最新的科研成果，介绍最前沿的医疗技术和手段。我们常年紧密合作的医院包括协和医院、北京医院、中日友好医院、阜外医院、安贞医院、北京大学第一医院、解放军总医院、北京中医医院、中国中医科学院附属医院等多家三甲医院，它们既为栏目提供了专业而稳定的专家资源，也保障了节目内容的科学性。在这个基础上，栏目组依旧坚持深入采访，多方求证，力求得出最可信的结论。我们坚信：赤诚的医者仁心，唯有严谨的科学精神可以承载。

普及性是《养生堂》栏目的制作标准。我们把"听得懂、学得会、用得上"作为节目制作的"九字宝典"。每一期选题我们都要考虑观众的普遍需求，和主讲专家反复沟通内容，在呈现方式上最大限度地融合专家讲解、病例分析、科学实证、动画演示、道具展示以及体验互动等手段，试图将深奥的医学知识"翻译"成观众一看、一听就懂的电视语言。这一制作过程复杂而艰辛，但一想到观众观看节目时豁然开朗、有所收获的表情，我们便甘之如饴。

公益性是《养生堂》栏目的天然使命。我们积极与国家卫计委、北京市卫计委合作，结合疾病防治日陆续推出了"爱眼日、爱耳日、防治高血压日、防治肥胖日、防治结核病日、护士节"等特别节目。2016年3月24日的《养生堂》主题是"世界防治结核病日"专题节目，世界卫生组织结核病和艾滋病防治亲善大使、著名歌唱家彭丽媛教授全程参加了节目录制，这对我们来说是极大的认可和鼓励。同时，我们每期的主讲嘉宾都是"零片酬"出镜，他们把《养生堂》当成公益讲座，和我们共同维护着《养生堂》的公信力和美誉度。

付出总有回报，坚守创造奇迹。随着名气和口碑的不断提高，《养生堂》栏目的观众群体也日益壮大，仅是2015年一年就拥有7亿次的累计收看人次。《养生堂》官方微博、微信每天收到的留言也有数千条。不少观众表示：早已将看《养生堂》当做每天的"健康功课"，各种节目笔记已经记了数十本。这些热心观众的反馈对《养生堂》栏目组而言，既是莫大的鼓励，也是沉甸甸的责任。

时至今日，我们发现，仅仅将《养生堂》视频节目做好已远远不够。为方便广大观众朋友更便捷、系统、深入地学习《养生堂》节目中的养生知识，我们以社会热点和观众焦点为依据，将2000多期的《养生堂》节目去粗取精，重新优化，并组织权威专家整理编写成书。

这套《养生堂》书系涵盖视频节目里的所有优质内容，包括：顺时养生、"三高"、慢性病、心理疾病，以及营养、保健、运动等相关知识。这本《养生堂教你四季不生病》讲的就是中医最为推崇的顺时养生之道。古人常说，"日出而作，日落而息"，这就是要我们效法自然，与天地相应和。随着季节的变化，我们应该要做到"春夏养阳，秋冬养阴"，让人体内的阴阳与自然的阴阳和谐一致，如此才能让健康常驻，让疾病远离。

我们渴望将最权威的养生知识以最通俗易懂的方式带到读者身边。因为《养生堂》传递的不止是健康知识，更是人文关怀。我们希望可以通过《养生堂》节目和这套书，陪你一起穿越人生风雨，在健康的道路上安稳地走下去。

北京电视台《养生堂》栏目组

2017年1月

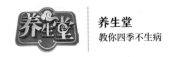

# 目录

第一章 顺时养生，在对的时候做对的事

## 第二章 春养生：调理脏腑，巩固生命源动力

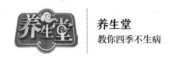

# 第三章 夏养长：清心温阳，过一段安稳的时光

## 第四章　秋养收: 理肺顺气, 领受自然的祝福

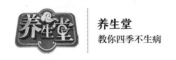
# 第五章 冬养藏: 补益有道, 为健康储蓄资本

# 第六章 四季治病，找准时机消除身体顽疾

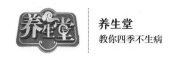

附录

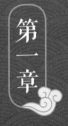

第一章

# 顺时养生，
# 在对的时候做对的事

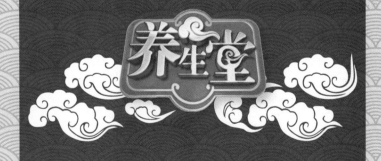

# 《黄帝内经》与四季养生之道

如今风靡全国的中医四季养生理论最开始源于《黄帝内经》。可以说，绝大部分中医养生理论都能从《黄帝内经》里找到源头。因此，要想完整而清晰地把握四季养生理论的精髓，就需要先了解一下《黄帝内经》的概况。

## 国医经典：《黄帝内经》

《黄帝内经》是我国最早的医学典籍，相传由黄帝所作，并以此为名。但后世考据后认为，《黄帝内经》最终成型于西汉，且作者并非单独一人。《黄帝内经》是我国传统医学四大经典著作之一，另外三本分别是《难经》《伤寒杂病论》和《神农本草经》。

《黄帝内经》不仅是我国著名的医学典籍，它还和《易经》《道德经》并称为“中国三大奇书”，分别代表了医家、易家和道家的主要思想。也许有人会问：为什么一部医学著作可以和《易经》《道德经》这样的国学经典并称呢？其实，《黄帝内经》又何尝不是一部伟大的国学经典？《黄帝内经》中不仅包含医学、药学、养生学、农学等内容，还涉及地理学、哲学、心理学、人类学等各个方面的知识，它对中华传统文化的影响全面而深远。所以，对我们来说，不管是学习养生之道，还是探寻中国古代智慧，《黄帝内经》都是一个不错的选择。

《黄帝内经》所含内容除了以"广博"驰名以外，还以"精深"著称，处处蕴藏着中华文化的精髓。《黄帝内经》在历史上有多个版本，现行的《黄帝内经》共 162 篇，分为《素问》和《灵枢》两部分，这两个名字可不是随便取的。

| 素问 | 灵枢 |
| --- | --- |
| 素者，本也；问者，黄帝问于岐伯也。"素"的原义是人的素质、体质，引申为生命的本质，"素问"就是黄帝向岐伯询问人的体质以及生命本质问题。从这里我们可以看到：《黄帝内经》更关心生命内在的、本质的东西，而不是一些细枝末节的表象，这是贯穿《黄帝内经》全书的基本养生思想之一，需要我们多加注意 | 灵者，神灵、生命也；枢者，关键、枢纽也。"灵枢"的意思就是神灵的关键，生命的枢纽。那生命的枢纽究竟是什么呢？《黄帝内经》的回答是：经络！《灵枢》主要讲的就是经络与针灸。经络与针灸是《黄帝内经》对中医学，乃至世界医学的一大彪炳史册的贡献 |

由此，我们看到，《黄帝内经》通过"素问"来关注生命的本质问题，通过"灵枢"来关注生命力在人体内的运行"轨道"与规律问题。这也表明《黄帝内经》谈论的并不只有空泛的道理，也有具体的方法和应用。

《素问》和《灵枢》各占 81 篇。这个"81"也是有讲究的：中国古代以阳数为王，九是阳数之最，而 81 是"二九重阳"，所以 81 就代表了世间最大的数，也就是最大的"王"，这也从侧面凸显了《黄帝内经》"医家之宗"的地位。

## 《黄帝内经》养生总原则

在《素问·上古天真论》一开篇便有一段黄帝与岐伯的精彩对话，这也是《黄帝内经》全书的养生智慧精华所在：

（黄帝）乃问于天师（岐伯）曰："余闻上古之人，春秋皆度百岁，而动作不衰；今时之人，年半百而动作皆衰者，时世异耶？人将失之耶？"

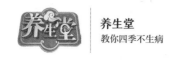

岐伯对曰："上古之人，其知道者，法于阴阳，和于术数，食饮有节，起居有常，不妄作劳，故能形与神俱，而尽终其天年，度百岁乃去。"

我们看到，岐伯在回答黄帝的问题时提出了几条一直沿用至今的养生原则，包括"法于阴阳，和于术数""食饮有节""起居有常，不妄作劳"等，后面两条比较好理解，那什么叫"法于阴阳，和于术数"呢？作为后人公认的《黄帝内经》养生理论的总原则，也是中医四季养生理论的总纲领，我们需要把它弄清楚。

## 法于阴阳

"法"很简单，就是"效法"的意思，"阴阳"则是中华文化里非常基础的一对概念。万事万物都分阴阳，一般来说，运动的、外向的、上升的、温热的、明亮的属于阳，如日、暑、昼等；静止的、内守的、下降的、寒冷的、晦暗的属于阴，如月、寒、夜等。

阴和阳的对立统一运动是宇宙万物发生、发展、变化和消亡的根本原因，《素问·阴阳应象大论》里就明确指出："阴阳者，天地之道也，万物之纲纪，变化之父母，生杀之本始。"法于阴阳，就是要深入地了解自然的这个本质规律，顺应它，学习它。

那么，具体如何学习、效法呢？中医认为，阴阳有"外在的阴阳"和"内在的阴阳"之分，外在的阴阳就是自然界的阴阳，内在的阴阳就是人体内的阴阳。这两者相互感应、相互影响，法于阴阳的具体方法就要依此而定。

**1. 以内法外**。法于阴阳首先就是要让内在的阴阳效法外在的阴阳，即我们要按照自然的阴阳运行规律来安排自己日常的起居时间和生活习惯，如古人常说的"日出而作，日落而息"、随季节性质变化的"春夏养阳，秋冬养阴"，以及根据每个时辰的不同特性选择起居饮食等，让体内的阴阳与自然的阴阳和谐一致，从而达到身体内部的阴阳调和。这也是中医四季养生理论的核心观念之一。

**2.顺应内部阴阳。**人体内部的阴阳也是有其独特运行规律的，需要我们认真了解，及时顺应。中医有一种说法认为："阴"代表的是我们储存的能源，"阳"代表的则是日常生产的血气能量。一个是吸收，一个是释放。结合现代医学理论，这阴阳的收放、运化就相当于人体内部的新陈代谢。具体来说，"阴成形"，负责合成代谢，将能量转变为有形物质；"阳化气"，负责分解代谢，将有形物质释放为能量。这就要求我们，要像四季的"春生、夏长、秋收、冬藏"一样，既要注意阴的养藏：要长久而足量；也要注意阳的耗散：要和缓而适量。只有让人体能量始终保持"收支平衡"，我们才能做到人体内部阴阳的调和稳定。

## 和于术数

所谓"术数"，其实就是具体的养生方法、技术，因为许多方法和技术都可以用数字来表示，所以叫"术数"。《黄帝内经》里提及的"术数"有：心理平衡、生活规律、饮食合理、劳作适度等，这些都是依据前面的阴阳运行规律总结出来的。例如，四季养生里最基本的理论之一："春夏养阳，秋冬养阴"，就是从阴阳规律里总结出的具体养生原则。

所以，"法于阴阳，和于术数"的根本就在于对"阴阳"的调和与养护，这个思想贯穿整部《黄帝内经》，同时也是四季养生理论的核心要义之一，需要我们深入把握。

# 人体内部的春夏秋冬
## ——中庸养生观

中国人历来讲究"中庸之道"，直到今天，这种思想仍然受到大家的推崇。那"中庸"究竟是指什么呢？有些人喜欢望文生义，把中庸理解为既不突出也不落后，既不说好也不说坏，如同唯唯诺诺的"老好人"。其实，传统文化里的中庸并不是中规中矩的平庸，而是指一种平衡，是一种和谐的美，用一句话来概括中庸思想就是：因为平衡，才能长久。这也正是中医四季养生的基本观念之一。

## 四季平衡，过犹不及

中庸思想源远流长，经久不衰，现在全世界都在提倡的自然界的生态平衡，就是中庸"平衡"思想的具体应用之一。其实，我们的老祖宗早在几千年前就明白了：只有保持齐家治国、为人处世、调理身体等各个方面的平衡和谐，人生才能幸福长久。

要想达到中庸的平衡，有一个基本原则需要特别注意，那就是"过犹不及"。"过犹不及"出自中庸思想的源头——《论语》。据《论语·先进》记载，有一次，子贡问孔子："子张与子夏哪个更好？"孔子说："子张做事过头，子夏做事不到位。"子贡问："那么子张相对来说要好些吗？"孔子的回答就是："过犹不及。"意思就是做事过头和做事不到位同样不好，不分优劣。

这点不仅体现在我们生活的方方面面，还根植于中医的养生思想里，《黄帝内经》最基本的阴阳调和原则里就蕴含了丰富的中庸思想。古典养生学主张：养生首先要养性，就是性格、精神的修养。一般的喜、怒、忧、思、悲、恐、惊等情绪本是人正常的心理活动，没有任何感情波动的人只能以"冷血"来形容；但同时，物极必反，七情过度之后，我们的精神就会遭受不良刺激，从而损伤身体，导致疾病。

结合四季养生来说，春养肝养生，不宜过分生气抑郁；夏养心养长，不宜过度急躁忧心；秋养肺养收，不宜过分劳神忧思；冬养肾养藏，不宜过度惊惧担忧。而中庸之道所强调的"包容""静心""不迁怒""与人为善"等思想正是四季调节情绪、调养精神的良方。不管是工作还是生活，我们都应保持一份和谐、平衡的心境：既淡泊宁静，又不远离生活；既善待他人，也不委屈自己，这样才能于红尘翻涌之中怡然自得，安享天年。

## 收支平衡，运动有节

如今许多人都认可"生命在于运动"的道理，但大部分人的运动方式是有时间了就拼命运动几个小时，忙碌起来几个星期都不运动，这两种做法正是"过"和"不及"。

中医认为，动则生阳。运动可以锻炼筋骨、舒畅气血、巩固并提升体内阳气，是任何养生方法都不能代替的养生"必修课"。同时，《黄帝内经》也指出，人体内的肾阳、心阳等都是有限的，只要运动，就一定会损耗阳气，过度运动造成的阳气损耗和运动伤害往往是无法轻易恢复的。很多人喜欢晨跑，冬夏不改，风雨无阻。殊不知，锻炼也要根据气候变化及时调整频率和运动量，一味坚持习惯并不是最健康的选择。

这就好比理财，我们不可能只存不花，也不能只花不存，好的理财方法就是要找到收支的利益平衡点。这就要求我们谨遵中庸之道，在四季养生中找到提升阳气和消耗阳气之间的平衡点，让身体利益最大化。最好做到根据自己的体质和时间，坚持长期、定时、适量但又相对灵活的运动。例如，春季要调理气机，办公室一族在9：00~10：00和15：00~16：00时，不妨起来做做伸展运动，或者稍微走动走动；夏季天气燥热，人也坐不住，经常使用电脑的人除了做眼保健操外，也可以时不时起身远眺，看看绿色的东西，既可以转换心情，也能养眼；秋冬季节气温慢慢降了下来，户外运动的效果有时也因寒气过度而打了折扣，但工作再忙，我们也可以每个星期在室内打几次羽毛球、乒乓球，等等。这些都能最好地发挥运动养生的功效，让我们身强体健。

## 饮食里的中庸之道

在饮食养生上，也到处都有中庸思想的影子。例如，我们都知道以杂粮为主、荤素搭配、多吃蔬菜等健康饮食的窍门，这就是中庸思想的最好体现。《黄帝内经》也强调"五谷为养、五果为助、五畜为益、五菜为充"，就是这个道理。

需要注意的是，除了要求饮食种类的丰富与平衡外，《黄帝内经》还创造性地提出了饮食口味的"五味调和"思想。有的人喜欢吃过于酸甜苦辣咸的食物，以满足口腹之欲；有的人则过于追求饮食清淡，以为这样就很健康。其实，这两种做法都不可取。

| 五味 | 适量食用的功效 | 过度食用的危害 |
|------|------------------|------------------------|
| 酸味 | 促进消化、保护肝脏 | 造成肝气太旺，克制脾胃 |
| 甜味 | 补气养血、解除疲惫 | 造成脾胃过旺，克制肾气 |
| 苦味 | 清热、泻火、安心凝神 | 造成心火太旺，克制肺气 |

续表

| 五味 | 适量食用的功效 | 过度食用的危害 |
|------|----------------|----------------|
| 辣味 | 调理气血、流通经络 | 造成肺气过盛，克制肝气 |
| 咸味 | 保持正常代谢的功效 | 造成肾气过盛，克制心气 |

例如，春季养肝，本来是适合吃酸味食物的，因为酸入肝，还有健胃消食的效果。但有的人一次吃多了，或者一段时间内反复吃酸味食物，就会造成肝气太旺，克制脾胃，反而导致消化功能减弱。有些人本来胃酸就多，容易反酸，春季吃多了酸味食物，严重时还会导致大出血。

当然，四季饮食要是过于清淡，人体也会因此缺乏某些必需的营养。例如，冬季养藏，正是补虚的好时节，这时候要是不及时滋补，依然清汤寡水，那冬季本身难熬不说，来年春天更会缺乏精气神。只有根据自己的体质，合理搭配好五味，才能既吃出美味，也吃出健康。

四季饮食最好的方法是各种食物都有所涉猎，不能偏嗜，因为每种食物都有其不可替代的作用。大家不妨按照季节特点，参考下面的表格适当选择：

| 类别 | 具体食物 |
|------|----------|
| 禾谷类及薯类 | 禾谷类包括：稻类、麦类、玉米、高粱、粟、黍、荞麦等；薯类包括：甘薯（也称红薯或白薯）、马铃薯、山药、芋、木薯等 |
| 动物性食物 | 包括禽肉、蛋类、水产品、奶及其制品等 |
| 蔬菜水果类 | 包括各种鲜豆、根茎、叶菜、茄果，以及苹果、梨、西瓜等水果 |
| 豆类及其制品 | 包括大豆、蚕豆、豌豆、绿豆、红小豆、芸豆、豆浆、豆腐等 |
| 纯热能食物 | 包括动植物油、淀粉、食用糖和酒类等 |

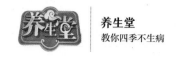

　　明白了"过犹不及"的道理后，我们才能体会"允执其中"——坚持中庸，做事恰到好处的妙处所在。中国几千年的文明因中庸之道而得以昌盛至今，我们的身体也因为中庸之道而平衡地存在、和谐地延续着。也许我们大部分人无法在精神上达到"从容中道"的圣人之境，但我们可以通过身体上的调理，随着中庸之道平衡、和谐的脚步，一步步走进健康与幸福的领地。

# 时辰养生，过好每天的十二个"节气"

顺时养生有"宏观"和"微观"两种。所谓宏观，就是针对一年365天，春夏秋冬四季的总体养生规律，即春养生，夏养长，秋养收，冬养藏。所谓微观，就是人体每天十二时辰的内在养生规律，中医称为时辰养生。

## 什么是十二时辰养生

人体内部每天都在经历着自己的春夏秋冬，只有加以顺应，在对的时候做对的事，才能让每天都过得健康顺遂。这里的时辰是我国古代的计时单位，每个时辰相当于现在的两个小时。这种划分方法最早见于殷商甲骨的卜辞中，当时有"旦"（清晨）、"夕"（傍晚）、"明"（黎明）、"日中"（中午）、"昃日"（下午）、"昏"（黄昏）等记载。后来，随着人们对时间变化的认识更加精确，时段的划分也越来越细。汉武帝时推行"太初历"，正式将一昼夜划分为十二个时段，并用十二地支来代表，也就是我们现在熟知的：子、丑、寅、卯、辰、巳、午、未、申、酉、戌、亥，共十二个时辰。其实它们还有一种说法叫：夜半、鸡鸣、平旦、日出、食时、隅中、日中、日昳、晡时、日入、黄昏、人定。早上吃饭的辰时叫"食时"，晚上睡觉的亥时叫"人定"，这都是相呼应的，也符合中医养生之道。

《黄帝内经》认为，一天十二个时辰对应人体不同的经络，也就是很多

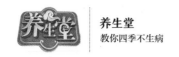

人都知道的十二经络。经络是中医最重要的概念之一,《灵枢·经脉篇》里说:"经脉者,所以能决生死,处百病,调虚实,不可不通。"也就是说,人体经脉的功能正常与否,能够决定人的生与死。人之所以成为一个有机的整体,也是由于经脉纵横交错,出入表里,贯通上下,内联五脏六腑,外至皮肤肌肉。为了使人体经络畅通,气血旺盛,阴阳交贯,就必须在对应的时辰补养对应的经络。

## 时辰养生的原则与策略

十二时辰与十二经络的具体配属关系与养生重点如下。

### 子时:胆经当令,养藏应天时

子时对应现在的23:00~1:00。熬夜的朋友大多有这样的体会,20:00~21:00时会感觉很困,但23:00以后便清醒了,这是因为子时正是体内阳气开始生发的时候,生机已起。但这不表示我们就应该"趁清醒好好工作或是娱乐",此时睡觉养藏才是顺时养生之道。

子时作为一天中阴气最盛的时刻,正是安睡的关键时间。所以,无论如何,23:00之前一定要睡觉。准确说来,子时安睡要求的是在23:00时进入相对沉睡的状态。如果你入睡很轻松,倒下5分钟后就能睡着,那可以在22:55上床;如果你入睡困难,需要半个小时才能睡着,那就得提前一点,在22:30上床。

需要注意的是,很多熬夜的人一到23:00就会觉得特别饿,这是因为体内的阳气初升,如果此时人还没有入眠,身体就会变得重新活跃起来,需要消耗能量,因此感到饥饿。然而,子时吃夜宵害处多多:不仅营养难以消耗,胆固醇也会明显增多,还会诱发失眠,所以建议大家过了子时就不再吃夜宵。如果晚上确实需要补充营养,最好选择碳水化合物,如淀粉和糖类,可以是一片面包、一杯牛奶或一碗清淡的稀粥。这类食物有一定的镇静、安神作用，对失眠者比较有益。

## 丑时：肝经当令，熟睡利肝血

丑时对应现在的1：00～3：00。此时肝经当令，为肝脏排毒的最旺盛时期，如果此时不能让身体进入熟睡状态，肝脏就难以完成代谢废物的任务，健康、养生、长寿均无从谈起。丑时是肝脏修复的最佳时间，而且此时人体阴气逐渐下降，阳气慢慢上升，所以一定要配合肝经的工作，让自己进入深度睡眠的状态，这样才能养护肝气，让人体气机健康地生发起来，第二天才能精力旺盛。另外，一些虚火旺盛的人在这个时候保持熟睡，还能够起到一定的降虚火作用。

由于丑时应以熟睡为主，那我们对肝经的锻炼就应放在白天进行，大家可以试试著名的养生功法——八段锦里的"攒拳怒目增气力"。俗话说"肝在变动为握"，如果肝气有了什么变化，人最显著的表现就是握紧拳头。另外，"肝开窍于目"，肝气的变化会在我们的眼神中体现出来。所以，可以有意识地通过攒拳和瞪眼来锻炼肝气，具体步骤如下：

1. 两脚开立，成马步桩，两手握拳分置腰间，拳心朝上，两眼睁大。

2. 呼气时，左拳向前方迅速击出，拳心向上，击拳时，宜微微拧腰向右。

3. 吸气时，左拳变掌，向外旋握拳抓回，拳心向上置于腰间。

4. 然后以同样的方式出右拳，左右交替，各击8次。

需要注意的是，在收拳时，练习者最容易犯的一个错误就是手腕旋转不明显，抓握力度不够。这就需要在收拳的时候先把五根手指伸直，增加旋转手腕的面积，从而使旋转手腕这个动作能够做到位。另外，伸直的手指弯曲后会加大抓握的力度。

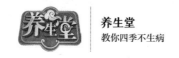

寅时：肺经当令，失眠宜咽津

寅时对应现在的 3：00~5：00。此时肺经当令，是人体阳气的真正开端，相当于一年中的正月。此时正是人从静变为动的一个开始，也需要深度睡眠的支持。如果老年人在此时出现失眠，应当学会大口咽津来进行调理。

在人体十二经络中，肺经是非常重要的。《黄帝内经》中就有"肺朝百脉"一说，意思是全身各部的血脉都直接或间接地汇聚于肺，然后输布全身。而寅时正是肺经对全身进行气血分配的时候。此时人若是处在深度睡眠的状态，我们身体各个器官的气血分布就比较平衡，可以维持接下来一整天的正常气血运行。如果这时候人体某器官异常活跃，比如失眠忧思，大脑活跃，那么肺经就只好多分配一些气血给大脑，那第二天这个人就会感到四肢乏力，十分疲惫。

有些人经常会在寅时莫名其妙地醒来，然后很长一段时间翻来覆去睡不着，一直要过了 5：00 才能疲惫地入眠。这其实是气血不足的表现，尤其是一些气血虚的老年人。这时候，我们只要大口地咽几次唾液，就能起到补气血的作用。中医认为，唾液由人体精气上升而形成，它处在不断的运动变化当中——溢、聚、散、降，好像自然界的风云变化。唾液在人体里好比雨露，不断升降循环，滋润着人的五脏六腑。所以，当我们早早醒来睡不着的时候，不妨咽几口唾液，以补养气血。

卯时：大肠经当令，排便一身轻

卯时对应现在的 5：00~7：00。此时天基本亮了，大多数人也都陆续起床，正好此时大肠经当令，所以我们应该起床排便，把垃圾、毒素统统排出体外。这个时候人体的气血到达大肠，如果不把大肠的废物排出体外，它又会重新代谢吸收。所以，在这个时候起床排便是最健康的。

需要注意的是，卯时不宜性生活。一般来说，性生活最好在夜晚入睡前进行，一觉之后体力能及时得到恢复。但有些人早上比较兴奋，也把持不住。俗话说："男人头上三把刀，早酒晚茶黎明色。"其中，"黎明色"就是指在黎明起床前过性生活。我们知道，在性生活过程中，全身许多脏器和组织都处于紧张的工作状态，神经系统高度兴奋。性生活结束后，需要一个养息和调整过程。特别是在寒冷的季节，机体在性生活之后御寒能力较差，起床后很容易招致病邪。

## 辰时：胃经当令，早餐养胃气

辰时对应的是7：00~9：00。此时胃经当令，且天地阳气最旺，最需要的就是来一顿营养均衡的早餐，为我们身体一天的活动提供坚实的基础。很多人在这段时间都非常忙碌，赶着去上班、送小孩上学等，但是不管怎么忙，这段时间内一定要记得吃好早餐。有些人为了减肥，就采取不吃早餐的办法，其实，这样的做法非常不可取。辰时吃早餐即使吃得多也不易发胖，因为此时正是人体阳气最旺盛的时候，加上脾强胃健，食物很容易就被消化了。

辰时吃早餐不仅要吃，还要吃好。早餐所含的营养以占一天所需营养的30%~50%为宜。但这个"好"究竟如何理解呢？最重要的是，早餐应该吃"热食"。一些人贪图凉爽，尤其是夏天，早餐喝蔬果汁代替热乎乎的豆浆、稀粥，这样的做法短时间内也许不觉得对身体有什么影响，但长此以往，对胃气的损伤很大。因此，一顿营养丰富、均衡的早餐应该是适量地享用热稀饭、热燕麦片、热牛奶、热豆花、热豆浆、芝麻糊、山药粥等，然后再配着吃些蔬菜、面包、三明治、水果、点心等。

## 巳时：脾经当令，化食正当时

巳时对应的是9：00~11：00。此时脾经当令。脾主运化，早餐就在

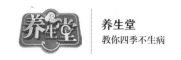

这个时候开始运化。"巳"对应一年当中的四月，此时阳气已出，阴气已藏，山川万物一片葱茏，是一个利于吸收营养和生血的时刻。中医认为，脾主运化、统血，主治各种慢性病，对人体来说，此时也是脾运化、吸收营养的最佳时刻。上面说到按时吃早餐不易发胖，就和脾的运化功能有关。如果人体脾的运化功能好的话，就可以顺利地消化和吸收。

其实，脾还主一身的肌肉。很多思虑过度的人特别瘦，就是因为思伤脾，脾的功能下降，人的形体也就消瘦了。所以古代人常讲心宽体胖，比较乐观开朗的人更容易获得一个健康的身体。现在许多小孩子学习任务较重，运动较少，久而久之体质越来越差，有的还变成虚胖，这都和脾的功能下降有关。

脾经当令时，适合理家或读书，如果不需要上班，那么到户外去晒晒太阳也是不错的选择。不过，由于此刻脾是在工作，所以不宜进行剧烈的运动，外出散步也要适可而止。

## 午时：心经当令，午睡精神爽

午时对应的是 11：00～13：00。此时心经当令，且正是人体阴阳交替的时辰，一上午的运化全是阳气，此时正是阴生的时候，人体也要注重这种天地之气的转换。所以，这个阶段一要吃好午餐，二要配以适宜的午间小憩，这样不仅能让整个下午精神抖擞，而且对我们的身体健康也有益处。

中医认为，心为"君主之官"，在脏腑中的地位自然是最重要的，它统帅各个脏器，使它们之间相互协调，一起完成各种复杂的生理活动。所以，疏通心经，让它的气血畅通，对身体的整体调节是非常重要的。

午时养心经，午餐很重要。作为一天中"承上启下"的一餐，午餐既要补偿早餐后至午餐前 4～5 个小时的能量消耗，又要为下午 3～4 个小时的工作和学习做好必要的营养储备。如果午餐不吃饱吃好，人往往会在 15：00～17：00 的时候出现明显的低血糖反应，表现为头晕、嗜睡，甚至心慌、出虚汗等，严重的还会导致昏迷。所以，我们一定要吃好午餐，可以有意识地选择食物的种类，尽量保持营养均衡。最好选择不同种类、不同颜色的蔬菜；食物应以新鲜为主；多进食全麦食物，避免吸收过多的饱和脂肪；应尽量少食盐；饭前宜喝一碗汤，既有营养，又能润滑消化道。

## 未时：小肠经当令，细辨清与浊

未时对应的是 13：00～15：00。此时小肠经当令，小肠是食物消化吸收的主要场所，未时正是小肠吸收和消化食物的关键时期，此时若不能恰当应对，就会在身体里形成垃圾。

中医认为，小肠的主要生理功能是受盛、化物和分清浊。受盛即"接受或以器盛物"的意思，化物即"变化、消化、化生"的意思。小肠接受由胃初步消化的食物，并对其做进一步消化，将水谷化为精微。小肠还有分清浊的功能，负责把水液归于膀胱，把糟粕送入大肠，将精华输送至脾脏。尤其是在未时，小肠经当令，负责对人一天的营养进行调整。

所以，未时养生的首要任务就是保证午餐在 13：00 之前吃完，这样才能保证在小肠精力最旺盛的时候把营养物质都吸收进人体。否则，营养物质没被吸收完全，既是巨大浪费，也对人体健康不利，因为超过 13：00 再吃午饭就不易消化了，容易在体内形成垃圾。有些女性长蝴蝶斑，就是典型的小肠吸收不好，垃圾没有代谢出去，慢慢地堆积而造成的。

另外，未时养生还需要注意多喝水。尤其是小肠有热、咳而排气的时候，多喝点水、茶等，有利于小肠排毒、降火。最后，未时有条件最好能睡一会，为食物在身体里的吸收和消化提供良好的环境。

## 申时：膀胱经当令，运动加下午茶

申时对应的是 15：00～17：00。此时膀胱经当令，气血也正好运行到这

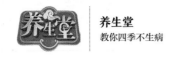

里，膀胱功能的强盛有利于泻掉小肠下注的水液及周身的"火气"，所以，此时我们一定要做好养护膀胱、补水排毒的工作。

在中医里，膀胱经号称"太阳"，是一条很重要的经脉。由于膀胱经经过头部，而申时膀胱经又很活跃，这使得此时气血很容易上输到头部，所以这个时候不论是学习还是工作，效率都是很高的。古语就有"朝而授业，夕而习复"一说，意思是在这个时候温习早晨学过的功课，效果会很好。

但是，如果这个时候出现记忆力减退、后脑疼等现象，那就是膀胱经出问题了，下面的阳气上不来，上面的气血又不够用，脑力自然就不行。也有人会在这个时候小腿疼、犯困，这也是膀胱经出现问题的表现，是阳虚的表现，需要多加注意。

申时养生要注意两点，一个是运动，一个是下午茶。

**1. 运动。** 申时是人体最适宜运动的时间，明朝太医刘纯说："申时，动而汗出，喊叫为乐。"现代科学家也发现，15：00～18：00 时人体体温处于最高点，肌肉最暖且最有弹性，人的反应快，力气大，不易受伤，而脉搏跳动最慢、血压最低。

**2. 下午茶。** 大半天高效率的工作之后，身体或精神开始有些疲惫，一杯营养美味的下午茶不仅能赶走瞌睡虫，还有助于恢复体力。此外，下午茶还可以增强记忆力和应变力。

下午茶一般选用红茶，红茶品性温和、香味醇厚，茶叶中含有丰富的黄酮类物质，可减少妇女患骨质疏松症的危险；经常用红茶漱口或直接饮用，还有预防流感的作用；红茶富含钾，冲泡后，70% 的钾可溶于茶水内，可促进心脏血液循环，并能减少钙在体内的消耗。总之，每天申时来一杯美味红茶是再适宜不过了。

## 酉时：肾经当令，适度宜身心

酉时对应的是 17：00～19：00，此时肾经当令。"酉"是成就的意思，酉时代表一天或一年的"关门"，与卯时"开门"相对。从酉时起，人体开始进入收敛状态。此时不宜过度劳累，要吃好晚餐，也可适当散散步。

肾主藏精，因此中国人对肾最为关注。精是人体中最具有创造力的一股原始力量，是支持人体生命活动的一种最基本物质。另外，元气也藏于肾。元气是我们天生带来的，也就是所谓"人活一口气"。所以，肾对人体来说至关重要。因此，大家到一定年龄阶段后都讲究补肾。而身体自有一套系统，经脉要是不通畅的话，吃多少补品都没用。

酉时养生需要注意很多方面，但最主要的原则都是一样的，就是适应人体已经开始收敛的规律，凡事不要太过。

晚餐：酉时适宜吃晚餐，补充一下下午消耗的能量，但晚餐宜少不宜多。民间有句俗语说："早餐吃饱，午餐吃好，晚餐吃少。"这是很有道理的，所以晚餐最好吃得简单一点，熬点粥，做点清淡的蔬菜，吃到七八分饱就可以了，这样不仅身体舒服，也不容易发胖。另外，晚餐可适当饮一小杯酒，但不可醉。晚餐后也要记得漱口，这样对牙齿有好处。

饭后散步：吃过晚餐后，最好在适当的时候活动一下，而不是立即睡觉或者一动不动地看电视。俗话说"饭后百步走，能活九十九"，但这个"走"是有讲究的，宜缓不宜急。饭后的胃正处于充盈状态，需要足够的血液才能保证消化，如果饭后立即活动，血液就会分散一部分，用于满足其他部位的需要，胃肠得到的血液就会减少，不利于消化。因此，饭后最好休息半小时再走动。

特别要注意的是，冬季室内外温差较大，在外进餐后不宜立即出去，否则容易引起风寒头痛，还会增加心脏的供血负担。因此，饭后应坐下来休息一下，20～30分钟后再开始活动。

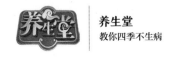

## 戌时：心包经当令，清静避喧嚣

戌时对应的是 19：00～21：00，此时心包经当令。中医认为，在戌时人体的阳气应该进入了阴的接口，这时阴气正盛，阳气将尽。而心包经之"膻中"又主喜乐，通常人们会在这时进行晚间的娱乐活动。从养生角度来说，这个时候正是睡前准备阶段，我们可以做一些轻微的活动，然后安眠。至于那些令人兴奋的狂欢活动或应酬活动，以及让人兴奋不已的电视节目，都应尽量避免。

戌时养生需要注意的有很多，如晚餐后散步回来应喝一杯水，以防夜晚血液黏度升高；此时是准备睡眠的时间，应保持心情平静，切勿做让自己兴奋的事情；睡前要静心养气，可用冷水洗脸、温水刷牙、热水洗脚；此时也是一天中工作学习的第三个黄金时间，20：00 左右是人记忆力最好的时候，学生可以在此时背背书、做作业，大人也可以工作或学习，但量不宜过大，时间也不宜过长。

由于现代社会竞争激烈，有些上班族不得不加班赶工，于是就出现了喝咖啡以缓解困倦的现象。咖啡可以提神，但是多喝可诱发心脏病。医学研究证实，短时间（1～2小时）内连续饮用3杯咖啡，就可能出现情绪紧张、忧虑、呼吸短浅等现象。尤其是戌时，此时人体开始准备休息了，喝咖啡提神的行为破坏了这一正常规律，其副作用是很严重的，久而久之就会产生神经衰弱、习惯性失眠等一系列恶果。

## 亥时：三焦经当令，安睡葆青春

亥时对应的是 21：00～23：00，此时三焦经当令。三焦是人体健康的总指挥，华佗就说："三焦者，总领五脏、六腑、荣卫、经络、内外左右上下之气也。"其统领作用不容小觑。三焦就像是一台晚会的总导演，一项工程的总指挥，它使得各个脏腑间能够相互合作，步调一致，一起为身体服务。

"亥"字表示一切回到初始的混沌状态，身体的轮回也开始了。这个时刻人们应该安眠，让身体得到休息和休整，并从这种彻底的休整中孕育新的生机。亥时养生应以安静、闭藏、收敛为要，可以选择泡个脚。

不少长寿老人都有睡前用热水泡脚的习惯，而且用热水洗脚时，会不断用手按压脚心的涌泉穴，既能促进睡眠，又可祛病强身。这是因为脚上经脉一通，能促进气血运行和新陈代谢，并加快下肢的血液循环。

值得注意的是，儿童不宜常用热水洗脚。因为人的足弓是从儿童时期开始形成的，因此要从小注意保护。若常用热水给儿童洗脚或泡脚，足底的韧带就会变得松弛，不利于足弓的形成和维持，容易形成扁平足。

整体上，大家可以参照下表学习十二时辰养生法。

| 十二时辰 | 对应时间 | 对应经络 | 养生原则 |
|---|---|---|---|
| 子时 | 23：00~1：00 | 胆经 | 保持熟睡；<br>不吃夜宵 |
| 丑时 | 1：00~03：00 | 肝经 | 保持深度睡眠 |
| 寅时 | 3：00~05：00 | 肺经 | 保持熟睡；<br>若失眠，可咽津调理 |
| 卯时 | 5：00~07：00 | 大肠经 | 起床排便；<br>严禁性生活 |
| 辰时 | 7：00~09：00 | 胃经 | 吃好早餐，<br>以热食为宜 |
| 巳时 | 9：00~11：00 | 脾经 | 不宜剧烈运动；<br>保障消化功能 |
| 午时 | 11：00~13：00 | 心经 | 吃好午餐；<br>适当午睡 |
| 未时 | 13：00~15：00 | 小肠经 | 保证午餐在<br>13：00前完成，多饮水 |

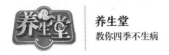
| 十二时辰 | 对应时间 | 对应经络 | 养生原则 |
|---|---|---|---|
| 申时 | 15：00~17：00 | 膀胱经 | 适当运动健身；<br>营养均衡的下午茶 |
| 酉时 | 17：00~19：00 | 肾经 | 晚餐适量；<br>餐后休息半小时再散步 |
| 戌时 | 19：00~21：00 | 心包经 | 保持心情平静；<br>为入睡做准备；<br>忌喝咖啡 |
| 亥时 | 21：00~23：00 | 三焦经 | 适当泡脚；<br>及时入睡 |

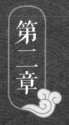

第二章

春养生：
调理脏腑，巩固生命源动力

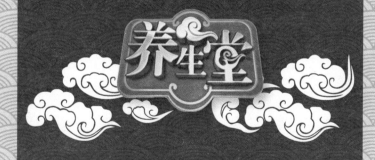

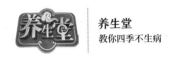
# 春季阳气生发，小心旧患跟着复发

春天是万物生发的季节：植物开始发芽，动物四处奔走，我们人类的户外活动也逐渐增多，身体里的气血，尤其是阳气也越来越旺盛。不过要注意的是，阳气是一点一点缓慢增加的，如果你疏忽大意，不小心受了风邪或者吃了动风的发物，身体里的阳气克制不了风邪，那就可能出现过敏、旧病复发等现象。

## 健康候诊室

### 万物萌生时，这种水果要少吃

悦悦："有这样一种很流行的水果，爱吃的人爱得要命，但是不喜欢的人又一点也接受不了，而且在中医看来，它浑身是宝。"

悦悦："如果合理地吃，这种水果对身体是有帮助的；但如果吃得不合理，就有可能因此进医院！"

王莒生："确实如此，我

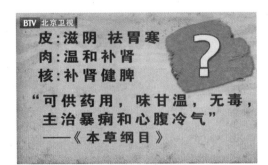

神秘水果的功效

就遇到过这样一个值得警惕的真实案例。"

有位糖尿病患者，他平时很少吃水果，但是过春节的时候实在忍不住了，就跟家人一起吃了这种"美味的水果"。吃完后，他觉得皮肤开始瘙痒，身体也不太舒服，但是因为水果还剩下一些，他舍不得扔，所以又接着吃完。没想到的是，就因为在春节期间多吃了几天这种水果，结果他的小腿皮肤发生溃烂，糖尿病足也加重了，最后被家人送进了医院。原来，这种水果在给你带来味觉享受的同时，也容易让你的旧病复发。

悦悦："听了王老师的介绍，大家肯定很好奇这种神秘的水果到底是什么。其实，很多人应该已经闻到它的味道了。"

王莒生："是的，这就是以味道出名的榴莲。中医认为，榴莲属于发物的一种，在春天这个万物复苏的季节要慎吃。发物的那个'发'是诱发、生发、萌发的意思。榴莲的'发'，在一定程度上可以诱发新疾，或让旧病复发。另外，如果你的病快好了，被它一激发，也可能会加重病情。"

悦悦："也就是说，榴莲可以把我们身体里的病"勾"出来？"

王莒生："没错！所以，我们在春季要注意这些有'发物'性质的水果，尤其是像榴莲这样的热带水果。"

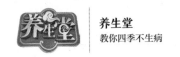 
## 名医会诊

**王莒生** | 国家级名老中医
首都医科大学附属北京中医医院原院长

### 认清发物蔬果，别让旧患有机可乘

#### 发物会令旧病复发，新病加重

民间自古就有春季吃发物易诱发老毛病的说法。那到底什么是发物呢？其实"发物"更像是"病引子"。我们都知道"药引子"是指某些药物能引导其他药物的药力。将发物戏称为"病引子"，意思是说发物可以引发、诱发原有或新发疾病。从字面上讲，"发"包含发作、诱发、激发、复发之义。

平时一提到发物，大家想到最多的就是海鲜、羊肉等。大家也都知道，如果身上有伤口或者有过敏的人，要少吃海鲜、羊肉或辛辣刺激的食物。这类食物在中医里确实属于发热动火的发物，多具有辛热燥烈的性质，能够助热动火，伤津劫液。

除了动火的发物，还有一些食物属于动风发物。什么叫动风呢？简单来说，就是它容易引起风邪，进而导致身体出现各种过敏反应。

另外，发物所诱发的症状也不尽相同。有的人可能是皮肤上的症状，比如吃了草莓后诱发荨麻疹或湿疹；有的人可能是呼吸道上的症状，比如出现鼻子、嗓子发痒；还有的人可能会出现肠胃上的症状，比如肚子胀气、腹泻、便秘，等等。

特别是在春天，这个万物复苏的季节。人身体里萌动的阳气越来越多，但过程却是和缓的，如果这个时候吃了一些发物，就可能让原来的一些旧病复发，并损害阳气的积累过程。所以，为了健康的体魄，春季一定要谨慎食用发物。

## 认识春天常见的发物蔬果

每到初春时节，大量瓜果蔬菜开始上市。这些林林总总的美味果蔬中，就有不少是发物。下面，让我们来一起认识一下这些发物！

**1. 草莓**。以前很少有人对草莓过敏，但是现在有些种植草莓的人，一心追求经济利益，经常使用带有激素的化肥，让本来对身体无害的草莓，变成了潜在的发物。我就遇到过这样一个患者，他不知道自己对草莓过敏，结果吃了以后就出现了皮肤瘙痒的症状，加上洗热水澡、饮食上又不忌口，最后引发了荨麻疹。

大家可能会发现，现在的很多草莓，个头比原来大了，颜色也很鲜亮，但是吃起来味道却很淡。这样的草莓，大家应该谨慎食用；皮肤病、糖尿病患者等，都应该把它当做一种发物，尽量不要食用。

**2. 葡萄或提子**。在大家的印象里，很难把葡萄或提子跟发物联系在一起。其实，从我的临床经验来看，有些患者因为过敏来看病，问了半天，他总感觉没吃什么特别的食物，最后想起来昨天晚上吃了葡萄或者提子。再继续问，发现患者可不是吃了几颗，而是吃了整整一盆，结果导致了过敏症状。所以，葡萄或提子对于某些人而言，也属于发物的范畴。

**3. 春笋**。春笋有一个特点，它积蓄了整个冬天的营养和水分，到了春天阳光充足的时候，就憋足了劲来生长，所以春笋的生发之力很足，能鼓舞肝胆。不过，因为春笋里含有难溶性草酸，食用过多容易诱发哮喘、过敏性鼻炎等疾病。另外，肾功能不全者，肾结石、肾炎患者等也不宜食用春笋。

**4. 蘑菇**。蘑菇是一种动风的发物。吃蘑菇的时候有讲究，那就是不能一顿饭光吃蘑菇，否则可能引起人体的过敏反应。不过，对很多人来讲，蘑菇只是一种菜肴上的点缀，很少有人拿蘑菇当饭吃。所以对于大部分人而言，蘑菇的过敏反应不太明显。

**5. 香椿芽**。香椿芽也是一种动风发物。清代王士雄的《随息居饮食谱》

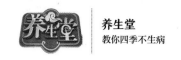
上就说它："多食壅气动风，有宿疾者勿食。"也就是说，有宿疾的人，就不要食用香椿芽了，它可能诱发你的旧病。现代医学研究也发现，香椿芽中含有挥发油、芳香族等有机物，食用后容易过敏。

另外，随着种植技术的进步，现在吃香椿芽的季节提前了，不少大棚里栽种的小香椿很早就上市了，可以提前满足一些爱吃香椿饼的人。但是，这样的香椿里可能含有类激素物质，能够诱发身体出现过敏反应，大家应谨慎食用。

值得注意的是，发物的影响也是因人而异的，一个家庭里并不是谁吃了发物都会诱发旧疾或引起过敏。发物还因地而异，比如前面提到的榴莲，它在泰国非常普遍，但并没有见到当地有多少人因此过敏，所以我们说"一方水土养一方人"，北方人平时很少吃榴莲，突然一下子吃了很多，可能身体上就会出现过敏反应。

## 中医自修堂

### "风邪致病"是怎么回事

风是春天的主气，中医将风邪称为"百病之长"，意思是说风邪会引领其他邪气，如寒、热、湿等侵袭体内，产生各种疾病。还有一句话叫"无风不作痒"，瘙痒都跟风有一定的关系，而风邪属于阳邪，容易搏于肌表，所以瘙痒容易在头面部出现，甚至延及全身。

春季养生要特别注意预防风邪，如果体内已有风邪，更要慎用动风的发物。体内是否有风邪，具体该如何判断呢？中医看病讲究"望闻问切"，大家可以通过简单的"望诊"来自测一下体内是否有风邪作祟。

**1.看看头发、头皮。**如果头发比较干枯，肩膀处总是出现掉落的头皮屑，说明头皮比较干燥，可能存在风邪。

2.**观察胳膊、腿上的皮肤**。有的人胳膊上、腿上皮肤非常干燥，总往下掉皮屑。这也是受了风邪的表现，肌表因为得不到水湿的濡养，所以看起来不够滋润。

3.**通过手部、甲沟部的皮肤情况来判断**。看手部是否容易出现裂口，尤其是一些女性朋友，一会儿洗碗，一会儿又要洗衣服，手上容易干裂。还可以看甲沟有没有倒刺。甲沟就是指甲与皮肤交接的地方，这里如果出现了倒刺，甲沟发炎了，说明皮肤比较干燥，可能存在风邪。

有以上三种情况的朋友，很容易中风邪，也很容易在春天出现过敏性症状，所以更要注意谨慎食用动风的食物，如香椿、蘑菇等。如果特别想吃，一定不能多吃，还要注意食用前用水焯一下。

## 千金良方

### 桑菊蚕茧饮，缓解春季干燥

**寻常桑树，竟一身是宝**

桑树，想必大家并不陌生。它的叶子是蚕的主要食物，它的果实又是大家都很喜欢的美味水果。从中医上讲，桑树浑身都是宝：叶、枝、根皮、果均能入药。

桑叶是桑树的叶子，在日本它还被当做长寿茶的原材料。中医认为，桑叶味甘苦、性微寒，能清热也能补虚。桑叶归于肺经，所以能够治疗一些肺系疾病，比如风热感冒引起的咳嗽、口干、咽痒等。

用桑叶制作的桑菊饮，是清代医家吴鞠通在《温病条辨》中提出的经典名方，用于治疗风温初起、咳嗽、身热不甚的症状。桑叶也入肝经，所以有平抑肝阳、清肝明目的功效，高血压患者平时可以饮用点桑叶茶，能辅助降血压。

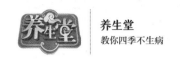

桑树根的皮被称为桑白皮。桑白皮归肺经，能清肺化痰、降气平喘，所以常用来治疗咳嗽痰多之症。不仅如此，它还是皮肤科常用的一味中药。用桑白皮煮水洗头，对由湿热引起的油性脱发有一定疗效。

桑树的果实叫桑葚，紫红的桑葚既是中药，也是一种可口的水果。作为中药来讲，桑葚入肾经，可滋补肾阴。当人到了一定年龄，肾气就不像年轻时那样充足了，所以，我们可以看见很多年老体弱者，他们的药方中常会加入桑葚。桑葚作为补药而言，是非常安全的，而且还不上火。平时，桑葚也很适合作为中老年人的日常保健食品。

## 桑菊蚕茧饮，清咽润喉

这道茶做起来很简单：取干桑叶尖一小撮，蚕茧1~2个，菊花3~5朵，一起用开水冲泡后饮用即可。桑菊蚕茧饮虽然只有桑叶尖、蚕茧、菊花三种原料，但效果卓著。

首先是桑叶尖。桑叶的功效前面已经提过，它味甘苦寒，入肺、肝二经，能够疏散风热，清肺润燥，清肝明目，止渴。桑叶尖可以在中药店购买，记住一定要购买桑叶尖，而不是普通的大桑叶。家里种有桑树的，也可以自己采集。春天的时候，桑树长出了嫩芽，这时候就可以像采茶叶一样，将嫩尖摘下来，晒干后收藏备用。桑叶尖冲泡的茶水，喝起来口感好，味道也比较清香，没有异味。

其次是蚕茧，蚕茧就是"蚕宝宝的房子"，它不仅可以用来制作丝绸，还是一味中药。《本草纲目》就曾记载它："煮汁饮，止消渴反胃。"蚕茧能泻膀胱的相火，清肺热，饮用蚕茧泡

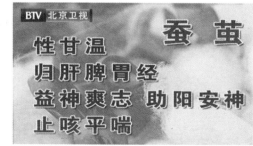

蚕茧的作用

的水有止渴的作用，所以它在古时候还被用作治疗糖尿病。另外，蚕茧具有助眠作用，它还含有丝胶蛋白等有益物质，可以滋养皮肤、美容祛斑。

需要注意的是，蚕茧不容易泡开，为了将其泡得更彻底，有人会提前拿剪刀将其剪成小块后再冲泡。

最后是菊花。菊花的种类不限，杭菊、贡菊、雪菊皆可，都有清肝明目、降血压的作用。

这道茶对付春天干燥很有效果，非常适合教师、主持人等需要多说话的人士饮用，可以清咽润喉。饮用时，可根据不同人的身体状况适当加减用量。如果有咽喉不适等症，可增加1~2朵菊花或多放点桑叶；如果有大便稀溏症状，就减少1~2朵菊花；老年人饮用时，可加10~20粒枸杞子，能补肝肾、明目，增加保健功效。

另外，饮用后的茶叶也不要扔掉。桑叶和菊花等晾干后可收集在一起，最后装成一个桑菊枕，能够清心明目。而蚕茧则可套在手指上，涂抹身上有疖子或有瘙痒的地方；也可将蚕茧蘸水按摩脸部，起到润滑、滋润的作用。

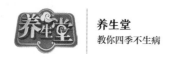
# 养肝时节：
# 省酸增甘，静心少怒

　　春季来临，万物萌动，人体的阳气也开始生发，此时正是养肝的好时节。春季养肝既要从正面进行滋补，也要从反面杜绝不良的饮食习惯。这个时候肝阳偏旺，容易出现急躁易怒的情绪，如果再过多地进食酸味食物，就会使肝气过盛而损伤脾胃，所以要少吃酸味食物，宜"省酸增甘，以养脾气"。

健康候诊室

### 春养肝，多吃酸？因人而异

　　刘婧："眼看就到了春天，各种水果都慢慢开始上市了。今天给大家带了点山楂，大家觉得春天吃山楂有什么作用呢？"

　　观众："我自学过一点中医养生知识，了解到山楂的性味是酸性的，而中医认为酸入肝，所以吃山楂应该对春季养肝很有好处。"

　　车念聪："这位观众的养生知识学得比较到位。中医讲五味入五脏，酸可以入肝，也就是说酸味食物和肝'同气相求'。不过春天到底要不要多吃酸味食物，还得因人而异。"

　　刘婧："我早就听说过'春养肝，多吃酸'，您的意思是有些人不适合在春天吃酸味食物？"

车念聪："没错！我就曾接诊过一个因吃酸物而大出血的案例。"

有位脂肪肝患者，平时血压、血脂都较高。按照大家对中医养生常识的理解，这种情况似乎应该吃点山楂，因为山楂可以消积化食、活血化淤。他也是这么理解的，所以就经常吃酸味食物，除了山楂外，还吃醋泡豆。结果在春天的时候，他突然吐血了，消化道也破了，差点要了他的命。

车念聪："我们后来追溯这个病例时发现，实际上他在消化道出血前，就已经存在着一些警示症状。"

刘婧："具体是什么症状呢？"

车念聪："这位患者的脂肪肝病情反反复复——今天转氨酶高了，明天血脂高了，后天可能出现肝区疼、肚子胀等一系列症状。"

刘婧："也就是病情控制得特别不好。"

车念聪："对。而且他平时就胃酸多，容易反酸，又吃了大量的酸味食物，加重了酸性，最后导致了如此严重的后果。所以说，酸入肝不等于在春季一定要多吃酸味食物，一定要因人而异。"

## 名医会诊

**车念聪** ｜ 首都医科大学中医药学院副院长

### 小心肝气过盛，谨慎过春天

春季气象更新，草木繁盛，用《黄帝内经》里的话来说就是"天地俱生，万物以荣"。这时，我们身体的阳气也开始生发了，肝气也处于上升的状态。中医讲酸入肝，在这时候吃点儿酸味食物有助于我们养护肝脏。但是如果本身肝气就很旺盛，此时再吃点酸味食物助发肝气，就相当于火上浇油，气升得太过，就可能导致一系列问题出现。

我们说一个人是不是肝气过盛，可以通过几个特征来判断。比如说，是

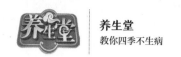
否容易头晕、头昏、头疼，脾气急躁、爱发脾气？脸上是不是容易一阵一阵发热？另外，有些人会出现耳窍发胀、重听症状，有的人则会出现口苦目赤、两胁疼痛、舌质偏红等症状。如果是女性，还可能出现月经提前等情况。总之，肝气过盛在不同的人身上表现也不尽相同。

肝气过盛造成的危害

所以，肝气过盛的人到了春天就要尤其注意，加上这个季节本身就会令肝阳偏旺，如果我们在生活中不注意，比如经常发火、生气，或多吃了酸味食物，就可能因为肝阳上亢而引发疾病。

我曾治疗过一个特别害怕过春天的老先生，他就饱受肝气过盛之苦。

这位老先生喝了 20 多年的酒，最后患上了酒精性肝硬化，反反复复出现肝损伤、转氨酶高、血小板低、白细胞低等情况，还经常有出血的现象。春天肝阳偏旺，所以一到春天他还经常流鼻血。经过治疗后，他在生活中比较注意了，也戒了酒，病情基本上比较稳定。但是有一年春天，他因为琐事生气，肝火一下子就上来了，直接导致消化道大出血，吐了一脸盆的血，病情非常严重。

这位老先生在我们医院至少抢救了三次，每次都是春季的急诊，最后一次差点没救过来，都是春季没有养好肝的问题。首先要赞许他戒酒的行为，这从很大程度上解决了对肝的伤害问题。不过也要提醒大家，除了戒酒，还要戒躁。尤其是春天，切莫为琐事发火，否则有害无益。

中医理论认为，肝在志为怒，怒伤肝。如果发怒或者情绪激动，就会令肝气或肝阳升动太过，体内的气机逆乱，从而引发疾病。正如这位老先生一样，因为生气导致了消化道大出血。所以，春季养生时，肝气过盛的人除了少吃酸味食物，还要注意保持心情愉悦，切忌突然的情绪波动，尤其是恼怒。

## 中医自修堂

### 喜怒哀乐也是致病因素

我们常说"人有七情六欲"，可这"七情"到底是什么，恐怕知道的人就少了。在中医看来，七情是指人的七种情志变化，它们分别是：喜、怒、忧、思、悲、恐、惊。这些情志就像自然界时而天晴、时而阴雨一样，属于正常的生理现象。但是，如果外界刺激过于强烈或者某种情志持续时间过长，超过人体所能调节的范围，就会令脏腑气血紊乱，进而诱发多种疾病。

《黄帝内经》将七情归为五类，以喜、怒、思、悲、恐为代表，称为五志。五志又对应着人体的五脏，如果五志太过，就容易导致各种病症的发生。

| | |
|---|---|
| 喜伤心 | 详解：正常的喜乐，能使精神愉快，心情舒畅。但欢喜太过，就会加快心气的耗散，从而出现心悸、失眠、健忘等症 |
| | 应对策略：任何过度激动的情绪都不可取，要学会控制自己的情绪，做到"不以物喜，不以己悲" |
| 怒伤肝 | 详解：怒则气上，伤及肝，进而出现闷闷不乐、烦躁易怒、头昏目眩等症状，生气也是诱发高血压、冠心病、胃溃疡等疾病的重要原因 |
| | 应对策略：保持遇事不怒、不生气的心态非常重要。遇到烦恼时，学会暗示自己放松心情，这样头脑也会冷静下来 |

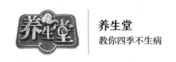

续表

| | |
|---|---|
| 思伤脾 | 详解：思虑过度会影响到脾胃，一个经常思考问题或者多愁善感的人，往往会因为考虑太多而出现食欲不振、纳呆食少等脾胃上的不适 |
| | 应对策略：养脾的关键是避免思虑过多，工作中要学会劳逸结合。如果遇到什么难题，也要懂得找人倾诉，不要总憋在自己心里，并胡思乱想 |
| 悲伤肺 | 详解：悲忧为肺志，所以悲伤过度，首先伤肺，主要表现为气短、咳嗽、全身乏力等肺气虚的症状 |
| | 应对策略：亲近大自然，多呼吸新鲜空气，调节心情。另外，笑能养肺，清晨锻炼时若能开怀大笑，也有助于情绪的稳定 |
| 惊恐伤肾 | 详解：恐为肾之志，长期处于恐惧中或突然受到惊吓，都能令人肾气受损，若肾气不固可出现二便失禁、遗精、肢冷等症。在生活中，通过惊恐的语言暗示，把人吓死的情况也偶有出现 |
| | 应对策略：尽量回避消极的心理暗示。平时可以经常参加运动，运动能使人保持旺盛的精力和饱满的情绪，还能使人的意志力更坚强，增强战胜恐惧的勇气 |

由此可见，不同的情志刺激可以伤及不同的脏腑，从而产生各种病理变化。所以，不管是哪一种情志，都应该避免长期或过度的兴奋或抑制，以免内伤七情。

## 五行生克，情志相胜

我们知道，五行之间存在着相生相克的关系，五志又分属于五行，因此五志之间也存在着相互制约的关系。

在这个基础上，中医提出

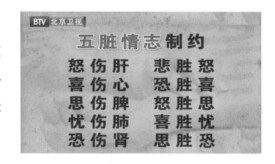

五脏情志间的制约关系

了"情志相胜法"，又称为五志相胜疗法、以情胜情疗法等。它依据情志的五行归属、五行相克理论，提出：喜胜悲，悲胜怒，恐胜喜，怒胜思，思胜恐。

我就曾遇见过这样一个利用情志相胜法治病的病例。

有位女性患者多年不孕，非常苦闷。家庭、朋友、同事都给了她很大的压力，导致她的脾气变得愈发暴躁，稍有不顺就会生气、发怒。另外，她的身体状况也一直不太好：今天胳膊疼，明天关节难受，后天又感冒了……整个人一天到晚都病快快的。

我初诊后给她开了一些方子，但总是一个问题解决了，另一个问题又出现了。后来，在一次聊天过程中，我才发现这名患者的病根在于生育压力。于是，我就采用了引导聊天的方式跟她交流。聊着聊着，她说到心酸处就大哭起来，而且哭得非常伤心。等她彻底哭完，才发现自己的心情居然好了很多，不像以前总是气鼓鼓的。利用聊天痛哭的方式，她的身体居然渐渐好了起来，那些小毛病也逐渐消失了。

这里其实就用到了情志相胜法的一种——悲胜怒，也就是说悲伤可以压制怒气。因为人在哭泣的时候，肺气比较旺盛，而肺对应的是五行中的金，怒为肝之志，对应的是木，金和木相互制约，当肺气旺盛起来时，肝气就会平息下来。

上面的病例中，患者爱生气，大怒伤肝，这时候让患者哭一哭就可以压

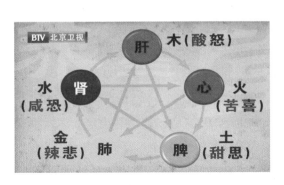

制她的怒火。当身边的家人、朋友出现情绪极端波动的时候，我们也可以适当依照上面的五脏情志制约法则，但最好不要太过，并且在专业医生的指导下施行。

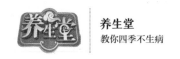
## 千金良方

### 一甘一辛，养肝护肝的"左膀右臂"

春天的饮食，一直是历代养生家非常重视的事情。因为这个季节，万物阳气生发，生机盎然，人体的阳气也开始增长，但同时各种病菌也开始活跃，这时若能科学合理地安排饮食，就能提高人体免疫力，预防疾病的发生。

#### 肝气过盛，吃点甘物

元代丘处机著有的《摄生消息论》是一部养生学著作，它里面就提到了春季的饮食原则，书中记载："肝木味酸，木能胜土，土属脾主甘。当春之时，食味宜减酸益甘以养脾气。"

> **BTV 北京卫视**
> 肝木味酸，木能胜土，土属脾主甘。当春之时，食味宜减酸增甘，以养脾气。
> ——《摄生消息论》

也就是说，春天要适当减少点酸味食物，增加点甘味食物。因为酸入肝，甘入脾，春季肝气旺盛，如果过食酸味食物，会使肝气过旺，肝木克脾土，容易损伤脾胃。因此，春季的养生原则之一就是减酸增甘。

一说到"甘"，很多人可能就会联想到"甜"。其实，中医中的"甘"不仅包括甜味，还包括淡味。比如，我们经常吃的大米、小米、白面馒头等，吃起来似乎没有特别的味道，但其实它们也属于"甘"。你若是细细咀嚼，从这些淡味的食物中也能品出丝丝甜味来。

而且，不是所有的甜味食物都属于甘味，更重要的是要有补益脾胃的作用。白糖可以说是最常见的甜味食品，但是它性质寒凉，不利于补益脾胃，因此不算是甘味食物。西瓜味道也很甜，但是性质也偏寒凉，因此也不属于甘味食物。

那么，常见的甘味食物究竟有哪些呢？蔬菜类的莲藕、南瓜、芋头、扁豆、菠菜等，水果类的桃、李、香蕉、橘子、芒果、樱桃等，谷物类的小麦、小米、玉米、大米等，此外还有牛奶、羊奶等，这些都属于甘味食物。

常见的甘味食物

春季吃点甘味食物，能够防止肝气过盛而损伤脾胃。对于那些本身就肝气过盛，平时血压高、爱头痛、易生气的人而言，此时更要注重"省酸增甘，以养脾气"。

## 肝气郁结，用点"辛"

除了肝气过盛之外，肝气郁结也是临床最常见的病机之一。这部分人群可以多吃点辛味食物来疏散肝郁。

肝气郁结不仅仅是肝上的病，而是反映在各种疾病当中。比如，情志方面，患者会表现出呆滞、无欲状，看上去情绪低落，总是闷闷不乐；饮食方面，则不思饮食，对于吃的没什么兴趣；症状体征上，表现出腹胀、胸口满闷等。满闷是什么感觉呢？患者会总觉得胸闷，老想捶胸。另外，还可能伴有两肋疼痛、痞块——也就是现代医学上说的肝肿大。以上这些都可以归结到肝气郁结上。

总之，不管是哪个系统的疾病，只要属于肝气郁结的病机，都可以在春天吃点辛味食物。《素问·脏气法时论篇》就曾记载："肝欲散，急食辛以散之。"意思是说，辛能发散，肝性喜条达而恶抑郁，可用辛味的药物或食物来舒达肝气。

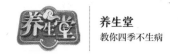
　　那么,辛味食物有哪些呢？要回答这个问题,首先要明白中医所说的"辛"是什么意思。实际上, "辛"并非就一定是辣,辣属于辛,但辛的范围更广。具有发散、行气作用的食物一般就属于辛味食物,比如我们经常用的花椒、葱、辣椒、韭菜、香菜、茴香等。另外,药材里的薄荷、川芎、荆芥之类也属于辛味。而这些"辛"味,不仅具有发散、行气的作用,还有行血等功效。

　　需要注意的是,对于肝病患者而言,辣是最伤肝的。所以,这类人群在饮食上就要少吃辣椒、生姜等辣味食物。此外,因为辛辣食物有发散特性,易伤阴津,所以不适合在秋季食用。

# 小心倒春寒，
# 预防心血管疾病

　　春天是万物生长、万象更新的季节。虽然天气已经转暖，但是在早春时节气温依然多变，时不时就会来场倒春寒，所以不能忽视保暖问题。春季是心脏病高发的季节，如果在感冒后出现常叹气的现象，或者突然出现下腹疼痛、胃疼、肩背疼痛等不适，最好先去医院做个心脏检查，以防不测。

## 健康候诊室

### 别大意，感冒也可能引起心脏病

　　刘婧："感冒是一种非常常见的疾病，但是有个小伙子居然因为一个小小的感冒住进了医院，最后还严重到要换心脏。"

　　徐荣谦："临床上这样的病例并不少见。感冒属于呼吸系统疾病，呼吸系统和循环系统有密切关系。如果肺部出了问题，就可能会牵连到心脏。"

　　刘婧："中医讲究望诊，那您帮忙看一下，观众里是否有由于肺部问题容易引起心脏病的人？"

　　徐荣谦："虽然说望诊对病情不能了解得非常精确，但基本能简单了解下这个人的健康概况。像前排中间的这位老太太，她的气色有些萎黄，口唇颜色较暗，闭眼后眼睛直颤。这种明显的眼颤说明她气血不足。另外，观察

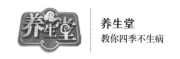
她的鼻子，还会发现她有轻微的鼻炎，鼻炎也属于呼吸系统疾病，这就说明她的呼吸系统不是很健康，一旦感冒，不但容易引起鼻炎发作，还会影响到心脏。"

观众："没错，我从小就有肺结核，后来好了，病灶钙化了。去年年底我有次感冒了，女儿非要带我去医院检查，结果做完 24 小时动态心电图后，医生说我的心率每分钟只有 20~30 次，心率太慢，最后做了手术，心跳才逐渐恢复正常。"

刘婧："您现在看起来恢复得不错！"

观众："是的，我现在的心跳比较正常，不像以前那么慢了。"

徐荣谦："您的这场感冒能及时发现心脏问题，也算是因祸得福了。我之前有个心脏病患者，感冒后没放在心上，虽有胸闷心慌的感觉，但没能及时去医院，结果出差回来后，一觉睡过去，就再也没醒过来，非常可惜！尤其春天本就属于呼吸系统和心血管疾病的高发季节，平时有心脏病或呼吸系统疾病的人，即便面对的只是一场小小的感冒，也要提高警惕！"

## 名医会诊

**徐荣谦** | 国家级名老中医

### 肺受伤了，心也会跟着难受

中医给肺起了个好听的别名，称之为"娇脏"。这个"娇"可不是说肺比较娇嫩，而是说它更容易受到外邪的伤害。肺是唯一一个直接与外界环境相通的脏器，外邪侵犯人体时，不论是从口鼻吸入，还是由皮肤侵袭，都容易犯肺而致病。尤其是对于体弱的孩子或者年迈的老年人来讲，肺就更"娇"了，特别容易受到外邪的侵犯。

另外，肺一旦受到邪气的侵袭，极易引起其他脏腑的病变。其中，尤其和心的关系最为密切。心肺都居于上焦，心主血而肺主气。肺和心可不是在各自为政，它们之间有着盘根错节的关系。中医认为，气行则血行，气滞则血淤，所以又有"气为血之帅，血为气之母"的说法。如果肺脏受到外邪，就可能行血无力或者肺气壅塞，影响到心的行血机能，令人出现胸闷等症。

如果你觉得上面所讲的气血理论看起来很玄，我们还可以通过一个现代医学的试验来证明一下肺和心的关系。如果测量一个人在正常状态下和极度憋气下（即肺功能受到限制）的心率和血压，会发现在后一种的状态下，无论是血压还是脉搏，都会出现明显的升高。这其实就说明了气的运行对于血脉的运行非常重要。

正因为肺与心的关系如此密切，所以如果有了呼吸系统疾病，别忘了同时检查检查心脏的健康情况。如何判断呼吸系统疾病已经影响到了心脏功能呢？除了观看脸色、查看闭眼时眼睑是否有颤动之外，我们还可以通过两个特征来判断。

**1. 感冒后是否觉得"气不够"。** "气不够"表现为总想长呼一口气，叹完气会觉得身体更舒服一点。这个特征其实给我们临床医生提供了一个非常重要的信息，如果患者出现这样的情况，就提示感冒病毒或其他病毒可能对他的心脏造成了损害。

举一个我曾经遇到的真实病例：

患者是一个12岁的少年。一次感冒后，他出现了发热、流涕、咳嗽等一系列的症状，在医院经过治疗后，热退了，咳嗽也有所减轻。不过，他增加了一种新的症状，就是常叹气。患者来我这儿看病时，一说这种症状，我就怀疑他的心脏有问题了，所以就建议他做一个心脏检查。结果发现，他的心肌酶、超声心动、心电图都不正常，最终的诊断是心肌炎。

后来通过调肺论治法，不但把他的感冒咳嗽治好了，叹气及心脏不适的

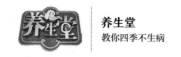
症状也消失了。复查时，发现他的心电图、心肌酶等也基本正常了。

这个病例也从一个侧面说明了心与肺的关系特别密切。

**2.突然出现上腹部疼，或者是肩背突然的疼痛。**

这一点尤其要引起老年人的注意。有的人肚子疼时，觉得自己不过是着凉了或是吃的东西不对，缓一缓、忍一忍就好了。其实，有时真不是那么回事。我们临床医生一旦碰到老年人有这种突然性的疼痛情况，首先就要考虑是否是心绞痛的问题，一般都会要求患者去做一个心电图监测。

另外，过去认为心绞痛、冠心病大都发生在中老年人身上。近年来，心血管病的发病年龄正在年轻化，所以年轻人若是出现这种突然性的疼痛，最好也去医院做个心脏检查。

## 中医自修堂

### "春捂"有道：先减下，再减上

春天是一个春暖花开、万物复苏、生机勃勃的季节。所以到了春天，很多人都会踏春出游。实际上，在早春时节，天气乍暖还寒，有时还会来几场倒春寒，要特别注意防寒保暖，不要随便减少衣服。特别是老年人，本身抗病力差，如果遇到了寒流，小则感冒发热，大则可能会出现心脑血管疾病。

冬天看似寒冷，其实把河面的冰层砸开，底下的水并不是很凉。而春天虽然河面的冰很松，但底下的水却是寒彻入骨的。同理，春天的风也是很冷的，容易伤人。加上春天早晚温差大，所以春季穿衣一定要注意保暖避风。

"二月休把棉衣撇，三月还有梨花雪""吃了端午粽，再把寒衣送"，这两句谚语都是在提醒人们早春要穿暖一点，不要过早就换下冬衣。那么什么时候可以脱下冬衣呢？咱们国家纬度差别太大，以黄河流域的气候来讲，一般在清明前后，气温为5~10℃时，才可考虑适当减少衣物。

减衣服时也要注意顺序，对于一般中老年人而言，建议先从裤子开始更换，将厚毛裤换成保暖裤或者秋裤，冬衣要晚点再脱。当然，也要看个人的身体状况，如果您有老寒腿，下身衣物可以更换得更晚一点。

BTV 北京卫视

春不忙脱衣
二月休把棉衣撤
三月还有梨花雪
吃了端午粽
再把寒衣送

春季防寒口诀

之所以先减裤子再减衣服，是因为我们平时会经常活动，将腿上的裤子变薄一点有利于活动，以免出现稍微活动就一身汗的情况。但是上身就不一样了，首先脖子后面的风池穴和风府穴很容易受风，身体所感受到的风邪多由此而入，所以要十分注意脖子的保暖。另外，也要护好后背，因为背部主一身之阳气，同样不能受寒。

需要注意的是，早春时节除了不要骤减衣物之外，也不可马上减薄被褥。总之，春季防寒很重要，要根据气候的寒热变化灵活添减，这样才能安然度过春天。

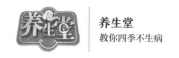

## 千金良方

### 家常茭白，护心佑肺

茭白是我们经常食用的一种蔬菜，它也叫菰笋，古人则称其为"菰"，在唐代以前多被当作粮食作物栽培。它的种子叫菰米或雕胡，古代将禾、黍、麦、稻、菽称为"五谷"，如果加上菰，则称"六谷"。

之前菰笋一直被当作粮食食用，后来人们发现有的菰笋如果染上"菰黑粉菌"就不会抽穗结籽了，而且茎部会因为生长素类分泌物的刺激而逐渐膨大，形成纺锤形的肉质茎，这就是我们现在吃的茭白。人们发现茭白可以食用，且味道鲜美后，就开始繁殖这种"畸形植株"作为蔬菜。到了现在，人们只知道茭白，而不明白菰米为何物了。

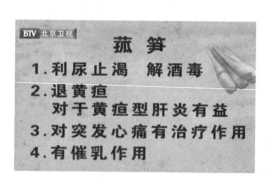

菰笋的作用

茭白既是一种蔬菜，也可以入药。在南方的很多中药店可以买到这味药，不过在北方的药店较少见到。茭白不但有养肺作用，还可以缓解突发性的心痛，所以春天容易感冒且本身有心血管疾病的人，就适合经常吃茭白。

除了调养心肺外，茭白还能利尿止渴，解酒毒。如果喝酒喝多了，可以吃点茭白，能缓解酒醉不醒等问题，促进肝脏的代谢。它还可退黄疸，适合黄疸型肝炎患者食用或药用。此外，它还有催乳的作用，最常见的就是茭白猪蹄通草汤。茭白还具有一定的美容功效，女性食用茭白可以营养肌肤。

既然茭白的养生价值如此高，那我们要如何挑选茭白呢？在这里也介绍几个窍门。

选购时一定要选根茎粗壮的茭白，这样的茭白果肉饱满，水分比较充足。

茭白的笋身要直，扁瘦、弯曲的茭白口感较差。

茭白顶端笋壳的颜色要微微绿，如果颜色过深或笋白部分为青绿色，说明茭白已经老化，口感不佳。

若是发现茭白上出现黑褐色的斑点，就绝对不要购买和食用了，以免食后中毒。

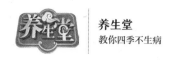

# 春养脾胃：
# 一果一药一方

　　中医认为，肾是人的"先天之本"，脾胃则是我们的"后天之本"。脾主运化，胃主吸收，脾胃健康是人体活力的基本保障。一旦脾胃出了问题，各种疾病便会悄然而至。因此，中医养生历来强调对脾胃的养护。尤其是在春夏之交，天气忽冷忽暖，一不小心就容易损伤脾胃。因此，在这个时节，我们不仅要及时调整生活方式和饮食习惯，还要适当滋补，才能做到脾胃无忧。

## 健康候诊室

### 春养理念太多？择优从之

　　一玲："今天的现场真好看，摆了好多花花草草！可别小看它们，中医很多经典名方中都用到了它们。在介绍它们之前，我们先来了解一下中医界的'四大天王'。"

　　一玲："这四个人分别是张仲景、李东垣、张元素、叶天士。它们分别代表的，就是中医著名的'四大学派'——伤寒学派、易水学派、脾胃学派和温病学派。"

　　鲁兆麟："是的，这四位大师和四大学派都是很出名的，对中医理论贡

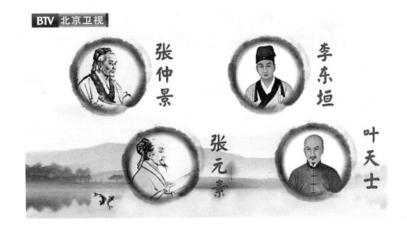

中医界"四大天王"

献很大。但是呢，不同的名医对待同样的症状，可能有不同的看法，其用药也会有所不同。比如说我们在春夏之交要好好养护脾胃，几位大师的养生意见就各有侧重。"

蒋文跃："对，张仲景强调脾胃的阳气；张元素和李东垣作为师徒，则是以补胃为主，李东垣写过一本《脾胃论》，里面有个补中益气汤非常有名；叶天士则比较看重养胃阴。"

一玲："既然大师们的意见都不太一致，那我们作为普通养生爱好者，又该如何选取最适合自己的养生方案呢？"

鲁兆麟："这就要择其优者而从之了，综合具体的环境、身体特点，以及我们后人在临床上总结的经验。"

蒋文跃："是的，例如我们今天要教大家的春季脾胃养护方案，就是从无数前人的宝贵经验中总结出来，经过近千年时间检验的'一果一药一方'。"

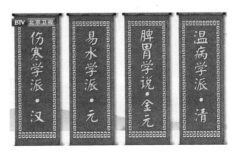

中医"四大学派"

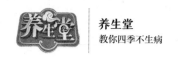

## 名医会诊

鲁兆麟 | 国家级名老中医
中医医史文献学科学术带头人
蒋文跃 | 北京大学医学部中西医结合教研室副教授

## 一果一药一方，脾胃不再愁

佛手：理气和胃

所谓"一果一药一方"就是一种果实、一种药物和一个方子。首先说这"一果"，它就是佛手。佛手闻起来特别清香，能让人心旷神怡。

不同的医家对佛手的功效认定各有侧重，以前认为它是止呕暖胃的；李时珍写《本草纲目》时，则认为佛手用酒煮一下或是煎汤，可以治疗心下气痛。这里的"心下"主要就是指胃和消化系统。我们知道，脾是人的"后天之本"，《黄帝内经》认为："脾胃者，仓廪之官，五味出焉。"仓廪之官是古代管理财物并按时发放的官员，可以说，我们身体所需要的全部能量，都来自于脾胃的提炼、吸收、转化，需要它按时"发放"。脾胃一旦受损，各种疾病就会不请自来。

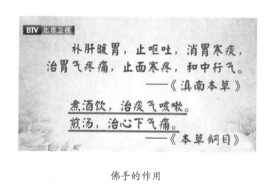

佛手的作用

现在对佛手的功效认定主要有三个：第一个是疏肝理气，主要用于治疗肝气郁结导致的爱发脾气、情绪不佳、胸胀、打嗝，等等；第二个是理气和胃，适用于胃胀、胃痛、呕吐等症状；第三个是化痰止咳，主要针对痰多咳嗽，胸闷时也可以用。

我们知道，橘子皮做成的陈皮也有一定的理气效果，但相对来说，春季养脾胃之气，还是佛手更合适。因为陈皮虽然可以理气化痰，但是它有点萎缩，缺乏水分，用的时间久了会上火。而佛手里边带有一点点果肉，有一定的滋阴作用，不容易上火。

## 草果：补胃下气

春季养脾胃的"一药"，就是我们炖肉的时候常常会放的草果。

草果虽然也是果，但它更是中医里一味调脾胃的良药。草果产于南方，临床上多用于调理肠胃寒湿。所谓寒湿就是贪吃凉的食物吃坏了肚子，主要表现为喜欢吃热的食物，不喜欢吃凉的，喝水或者吃凉的食物太多则消化不了，大便不成形，容易拉稀。另外，这类人还会有肚子胀、舌苔发白、平时怕冷等症状。

春夏之交，天气马上就要转暖了，人们开始吃一些凉性的水果，例如西瓜，有时一吃就吃多了。食物吃多了我们称之为"食积"，水果吃多了就叫"果积"。当然，水果有温寒之别，春夏之交一般是吃寒性的水果，所以容易出现肠胃寒湿，引起呕吐、腹泻、胃痛等。这时候草果就派上用场了，它不仅能调理肠胃寒湿，还能解决果积的问题。

元朝的《饮膳正要》里就记载了草果的几大功效。

草果还对脾胃寒湿气不通导致的抑郁症、失眠有不错的疗效。

草果在日常使用上多被当作一款调料，做菜、炖肉的时候可以放。需要注意的是，一般炖肉放草果都要晚放一点，最后15分钟左右再放，以免它的香味跑掉。香可以调气，我们主要利用的就是草果香味的功效。

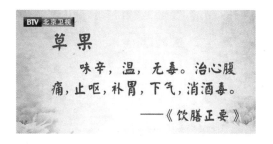

BTV 北京卫视

草果

味辛，温，无毒。治心腹痛，止呕，补胃，下气，消酒毒。
——《饮膳正要》

草果的作用

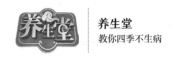

## 枳术丸：调胃名方

除了"一果"和"一药"，我们还有"一方"——枳术荷叶饭。

也许有人奇怪，枳术荷叶饭也能叫方子？其实，这里的枳术荷叶饭是张元素特制的，中医叫枳术丸。枳术丸就是枳实、白术加荷叶和米饭，打成粉以后做成的丸药。这个方子源于张仲景的《金匮要略》，当时它还是以汤的形式呈现，名叫枳术汤，主要用枳实和白术煎汤治疗肚子胀。到了张元素，他又加了两味药：荷叶和米饭。

枳实是橘子的"亲戚"，大家应该都听过"橘生淮南则为橘，生于淮北则为枳"。枳的果实不大，有一点苦味、酸味，可以理气化痰。

白术则是健脾利湿的，它的味道有一点甜，有一定的补脾作用。本来在张仲景的《金匮要略》里，枳实和白术的配比是2：1，就是理气的作用强、补的作用弱；到了张元素这，白术的配比变成2，枳实变成1，这样补的作用更强，变成了补脾胃的方子。

荷叶在这个方子里的作用也很重要。中医讲究升降，枳实是往下降的，而营养的东西是往上升的，中医叫升清，荷叶的作用就是往上升。

最后，米饭可以保护肠胃，有一定的滋补作用。

临床上，一般是消化功能弱、大便偏干的人要使用枳术丸。我们在家可以把枳实和白术的药粉直接拌在米饭里煮，或是用煮熟的米饭再包上这些药材。具体分量如右图所示。

BTV 北京卫视
**枳术荷叶饭**
枳实 9克　白术 15克
荷叶 1张　米饭 100克

*枳术荷叶饭*

需要注意的是，大米偏寒一点，小麦白面则偏温，所以平时特别怕冷的人，建议用一些面食来代替米饭。

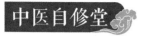

## 中草药的"四性五味"

我国自古至今都有利用草药养生、治病的传统。我国古代药书之集大成者——《本草纲目》，所述内容更是包含多达 1892 种不同的药物。我们经常看到中医药著作里对某些药物的描述都是以"味甘、性平，入心、肺经"等开头，那这些性味归经究竟是什么含义呢？

### 性——四气

中草药一般包含四种"性"，一般叫做"四气"，指的是药物的寒、热、温、凉四种特性。在这四性中，寒凉和温热是作为相互对立的药物特性存在的，而寒与凉、热与温之间就只有程度的差异。除此之外，我们也常常看到"平性"的药物，药物的平性是指药性的寒、热、温、凉中的任何一种情况都不突出，处于相对平和的状态。药物的四性不同，其功效也就不同。

| 药物属性 | 功效 | 适用范围 |
| --- | --- | --- |
| 药性寒凉 | 多具有清热、解毒、消泻火、降暑、滋阴等功效 | 主治各种热证 |
| 药性温热 | 多具有温中、散寒、助阳、补火等作用 | 主治各种寒症 |

### 味——五味

药有四性之分，而同时每一味药又有气与味的不同，不同的气与味组合成了具有不同功效的药。

具体来说，药之五味是指药的辛、甘、酸、苦、咸五种味道。我们在日

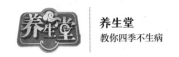

常生活中也会提到食物的"酸甜苦辣"等味道，但这与中医的"味"略有不同，在中医的发展演变中，药的五味渐渐成为体现药物功能归类的标志之一。

同药的四性一样，每一味药也有其独特的功效，具体请参照下表。

| 药物之味 | 功效 | 适用范围 |
|---|---|---|
| 辛味 | 发散解表、行气活血 | 主治感冒、头疼等表证，还有淤血证等 |
| 甘味 | 调和药性、滋补、和中、止痛 | 主治体虚、疼痛等 |
| 酸味 | 收敛固涩、止泻、止汗、固精 | 主治多汗、咳嗽、泻肚、遗尿等 |
| 苦味 | 清热、解火、燥湿、通便 | 主治火症、热症、湿症等 |
| 咸味 | 消散结块、泻下通便 | 主治大便干结、痰核 |

归经

归经中的归指归属，与"入"通用，而经指人体的脏腑经脉。顾名思义，药物归经就是将不同功效的药物归属进不同的脏腑经脉。归经是在脏腑、经络理论的基础上建立的。中医认为，人体的经络沟通人体的内外表里，可以将体表的病症传输入体内的脏腑，同样也能将体内脏腑的病变反映到体表。当肝发生病变时，常出现肋痛、抽搐等症状，而主治肝病的青皮、香附便被归入肝经；而当肺发生病变时，伴随而来的是咳嗽、气喘等症状，这时陈皮、半夏等治疗咳嗽的药物就可以归入肺经。

只有了解了中药药性理论，明白本草的性味归经，才能有的放矢，做到对症下药，从而健身强体，祛病延年。

## 千金良方

### 佛手：左手佳茗，右手香囊

如果春季胃胀，经常没吃完饭就有胀气的感觉，严重的时候还会有气往上顶的感觉，再严重一点还会胃痛；或者痰比较多、咳嗽、胸闷、舌苔偏厚，就可以用佛手来调理。因为这些都是气滞不通的表现，佛手对脾胃之气有很好的调理作用。

我们平时用佛手调理脾胃，可以选择泡茶。买一点佛手，每天5~10克，用开水沏一下即可。如果脾胃偏寒，也可以加几片姜。需要注意的是，如果身体非常虚，或者舌头很红，并非气滞引起的，那就不要用佛手。

佛手除了泡茶，还可以做成香囊随身佩戴，因其具有怡人的清香。如果有的人很爱生气，感觉身体有些胀，可以用佛手加上合欢花和菖蒲，制成香囊。合欢花有安神的作用，适用于胸闷、脾气急躁、睡眠不好等症。菖蒲也是理气、安神、化痰的。

这三种材料各准备10克左右，制成香囊带在身上即可，睡觉时也可以放在枕边。

### 美味葱花饼，解表又养胃

前面提到，大米有一点偏寒，小麦则偏温一点，因此比较怕冷的老年人，建议多吃一些面食。这里给大家推荐一款和前面的枳术丸荷叶饭功效类似的面食——半烫面葱花饼。这是一种发面饼，其养胃效果要比死面饼更好。

其做法很简单，首先准备好适量90℃的水，按照质量1：1的比例将面粉加热水和开，要和得相对软一点。和开以后再加点冷水，这是因为纯烫面的拉伸性较差，加冷水可以增加一点拉伸性，还可以保持口感，吃起来很香很软糯，但又有嚼劲。面和好后，放在一旁醒置10分钟左右。等它松弛

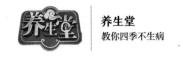

以后，面筋就很容易舒展了。

　　在面醒置的过程中，我们可以把葱处理一下：将葱白和葱绿分开，把葱白部分切成葱花备用；把葱绿部分稍微一拍，切成大段，倒点油，制作葱油。葱油制好后，可以倒在葱花上，减少葱白的辛辣之气。葱白和葱绿都有辛温的作用，而葱白的解表和胃功效要比葱绿更强一些。尤其是一些胃不好，经常有胃肠性感冒，感冒以后吃不下东西的患者，用葱白特别合适。

　　将拌了葱油的葱花均匀地抹在面皮上，再加一点盐，这时可以将面皮叠成多层，也可以盘起来，再把底下窝进去，像女士盘头发一样。盘好圆饼后，再把它擀开，擀成圆饼以后就可以入锅了。最后把蘸了葱油的葱花均匀地掸一点上去，美味又养胃的葱花饼就制成了。

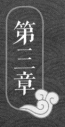

第二章

夏养长：
清心温阳，过一段安稳的时光

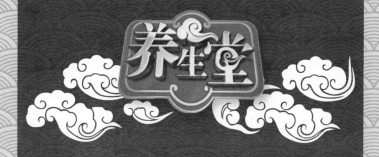

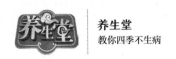

骤雨荷花香，
小心"心火旺"

　　四季之中，夏季主"长"，此时天地万物阳气昌盛，都在"疯长"，人体的阳气也是一样，因此夏季养生要顺应阳气的生长。但需要注意的是，凡事有度，阳气过盛就会造成心火旺盛，导致出现口腔溃疡、小便赤短、心烦气躁等一系列症状。此时，我们需要及时对症下药，清心去火，好好度过一个清凉而健康的夏天。

## 健康候诊室

### 一年不是四季，而是五季

　　悦悦："看大家的穿着，就知道夏天来了。这两天满街的大长腿，我都看得羡慕死了！"

　　曹炜："悦悦，别看她们穿得这么清凉，其实她们很可能浑身冒火呢！"

　　悦悦："您是说她们身材惹火吗？"

　　曹炜："不是，我说的是心里的火。一到夏天，气温动不动就达到30多摄氏度。身体燥热，不管是谁，心里都是一团火。"

　　悦悦："我听说夏季养生，首要就是养心。心里燥火旺盛，那可不得了！"

　　曹炜："是的，这要从中医的几个基础理论说起。我们都听过'五脏''五味''五谷''五色'，其实还有一种说法叫'五季'，它们都是一一对应的。"

悦悦："但我们不是只有春夏秋冬四季吗？"

曹炜："在中医理论中，我们还有第五季——长夏。《素问·脏气法时论》中，就有'五脏配五季'的说法，'肝主春，心主夏，脾主长夏，肺主秋，肾主冬'。"

悦悦："没想到还真有五季，那夏季除了和'五脏'中的心相对应之外，和'五谷''五味''五色'又是怎么对应的呢？"

曹炜："请看下面这个表格。"

| 五季 | 五脏 | 五谷 | 五味 | 五色 | 五行 | 五志 |
| --- | --- | --- | --- | --- | --- | --- |
| 夏 | 心 | 黍 | 苦 | 红 | 火 | 喜 |

悦悦："这么多啊？读者朋友们一下可记不住。"

曹炜："养生本来就不是一件轻松的事，若没有扎实的理论基础，只会'病急乱投医'。其实，这个表格已经是简化版了。除此之外，夏季还对应'五声'（呼笑歌哭呻）里的'笑'，'五津'（泪汗涎涕唾）中的'汗'，'五官'（眼舌口鼻耳）中的'舌'，更别提'五果''五畜''五劳''五常'了……"

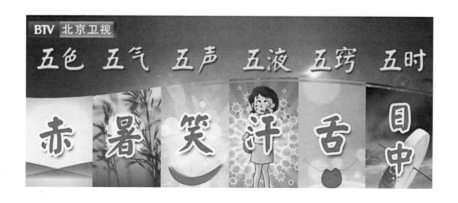

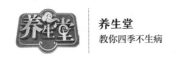

悦悦："中医理论实在是博大精深！"

曹炜："是的，只有全面地掌握这些对应关系，我们才能保证夏季养心的效果。

## 名医会诊

**曹炜** | 中国中医科学院主任医师

### 夏清心火，讲究多多

#### 理论是死的，要灵活运用

虽然"五季""五脏""五色"等中医名词数不胜数，但只要掌握了其背后的原理，这些对应关系并不难记。例如：我们都知道清心火一般需要吃点苦的东西，这就对应上了"五味"；夏季酷热，有"赤日炎炎似火烧，野田河道半枯焦"的说法，所以肯定是对应"五行"中的"火"；我们都知道"范进中举"的故事，人一旦高兴过了头，就容易损伤心志，也就是"喜伤心"，心又属夏，这样夏季就和"五志"中的"喜"对应上了；中医认为，"舌为心之苗"，夏季上火时，我们的舌尖容易发红，所以夏季就对应"五官"中的"舌"……随着对中医养生理论的不断深入了解，这些常识都会渐渐触类旁通。

但是，这些对应关系并非绝对，不能呆板地照搬使用。例如夏季养生，在"五谷"里对应的是"黍"，但选择原本对应冬季的"菽"也是很好的。这要从头说起：中医历来强调五谷在我们日常饮食中具有不可替代的作用，《黄帝内经》就明确指出我们的饮食应该以"五谷为养"，甚至提出"人以水谷为本，故人绝水谷则死"。因此，几千年来五谷一直是老百姓餐桌上不可缺少的主食，在我国的传统膳食和居家养生中都占有重要地位。

五谷有两种说法，一是：粟、麦、稻、黍、菽；另一说：粟、麦、麻、黍、菽。而现代所说的五谷则泛指谷类和豆类，如米、谷、麦、豆类等五谷杂粮。

| 古称 | 粟 | 麦 | 稻 | 黍 | 菽 |
|------|------|------|------|------|------|
| 今称 | 小米 | 小麦 | 大米 | 黄米 | 大豆 |

这里的"菽"，也就是豆子，虽然在"五谷"中对应的是冬季，但它同时也是夏季养生不可或缺的好帮手。嵇康那篇著名的《养生论》里就曾提到："夏气热，宜食菽，以寒之。"意思就是夏天应该吃点豆子，可以降降热气。

## 清火分虚实，不能一刀切

夏季在"五脏"中对应"心"，在"五行"中又对应"火"，因此，夏季就和"心火"紧紧联系在了一起。前面提到，舌为心之苗。我最早学习中医舌象时，授课老师就告诉我：舌头吐出来，若是整体发红——尤其是舌尖特别红的话，就说明心火旺盛。后来我在多年临床实践中发现，如果心火亢盛得厉害，舌头味蕾的位置还容易起芒刺。当然，这些只是夏季心火旺盛的基础症状。需要注意的是，在中医里，火分"虚实"，不能一刀切地盲目去火。

这要先从"阴阳"说起，传统中医认为万事万物都分阴阳，一般来说，其分类原则如下：

| 属性 | 特征 |
|------|------|
| 阳 | 运动的、外向的、上升的、温热的、明亮的……如日、暑、昼等 |
| 阴 | 静止的、内守的、下降的、寒冷的、晦暗的……如月、寒、夜等 |

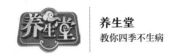

阳气太过旺盛，阴气不足，便是阳亢，这时就是"实火"；"虚火"则是指阳气正常，但阴液被过度消耗，阴不足以制阳，所以导致阴虚火旺。只有先分清心火的"虚实"，才能对症选择清火良方。实火宜泄，虚火宜补。如果不能对症灭火，只能是越治越糟。我曾接触过一个令我印象深刻的病例。

有一位老师跟我关系很近，经常来往。有一次我去看他，他跟我说他前两天嗓子哑了，课上不了，于是自己吃了很多牛黄解毒丸、牛黄上清丸，但越吃越严重，越吃嗓子越哑。他说这些药明明是清热的，为什么却反而加重了病情呢？原来，他是阴虚，属于虚火，重点是补阴，而不是急着清热。于是，我给他开了点代茶饮的补阴方子，结果他很快就好了。

通常来说，虚火表现为低热、盗汗、口干；实火则表现为口舌生疮、小便短赤、心烦易怒，严重时还会出现尿血等症状。另外，实火一般症状重，来势猛；而虚火则症状相对较轻，但时间长且易反复发作。

## 中医自修堂

### 五味入五脏怎么理解

前面提到不少"五脏""五味""五色"等中医理论的对应关系，其中食物的"五味"与我们脏腑健康的关系尤为密切。《黄帝内经》中说："五味各走其所喜，谷味酸，先走肝；谷味苦，先走心；谷味甘，先走脾；谷味辛，先走肺；谷味咸，先走肾。"中医称之为"五入"。下面就为大家具体介绍一下五味是如何"入"五脏的。

| | |
|---|---|
| 酸入肝 | 详解：酸味食物有促进消化和保护肝脏的作用，常吃不仅可以杀灭胃肠道内的病菌，还有防感冒、降血压和软化血管的功效。以酸味为主的西红柿、山楂、橙子等食物均富含维生素，有一定的防癌、抗衰老、预防动脉粥样硬化的作用 |
| | 注意：若是咳嗽、有痰，或有腹泻、排尿不畅等症状，就不宜食用酸味食物，因为酸味食物有收敛作用，不利于病邪的排出 |
| 甘入脾 | 详解：甘味的食物是走脾胃的，食甜物有补气养血、解除疲惫、解毒止痛的功效，当我们感到十分疲乏时，可以吃一点甜味食物 |
| | 注意：如果病在脾胃，应少吃甜味食物和油腻食物，因为它们会增加脾的代谢负担。另外，糖尿病、肥胖和心血管疾病患者也要少吃甜食 |
| 苦入心 | 详解：苦味的食物是走血的，同时也走心。苦味食物的主要作用是清热、泻火。例如，莲子心有清心泻火、安神的作用，可以治疗心火旺导致的失眠、烦躁之症等 |
| | 注意：患有脾胃虚寒、脘腹冷痛、大便溏泄等症的虚弱者不能多吃苦味食物；另外，夏天虽然需要苦味食物清心泻火，但也不宜多吃 |
| 辛入肺 | 详解：辛有发汗、理气之功效，人们常吃的葱、姜、蒜、辣椒、胡椒等，正是辛味食物的代表，这些食物所含的"辣素"既能保护血管，又可调理气血、疏通经络，经常食用可预防风寒感冒。例如，葱姜善散风寒、治感冒，胡椒能祛寒止痛，茴香能理气 |
| | 注意：便秘、痔疮患者和神经衰弱者不宜多吃辣味食物；另外，辛类食物走气，而肺主气，如果病在肺部，也就不能吃辣 |

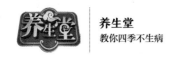

续表

| 咸入肾 | 详解：咸为五味之冠，百吃不厌。咸有调节人体细胞和血液渗透、保持正常代谢的功效。因此，呕吐、腹泻、大汗之后宜喝适量淡盐水 |
|---|---|
| | 注意：咸类食物是走骨的，走骨就是走肾。如果病在骨上，就要少吃咸，这样才能把骨养好，把肾养好 |

需要注意的是，如果日常饮食中五味偏重，也会引发对应脏器的脏腑之气过于旺盛，克制其他脏器功能。所以中医又有"五禁"之说，即"肝病禁辛，心病禁咸，脾病禁酸，肾病禁甘，肺病禁苦"。只有在日常膳食中，将甘、酸、苦、辛、咸五味调配得当，才能补益身心，滋养脏腑，健康长寿。

## 千金良方

### 一汤一粥，心火不再愁

**清热莫贪凉，酸梅汤来帮忙**

夏季燥热时，我们通常会喝西瓜汁、绿豆汤、凉茶等，觉得清凉又养生。但夏季清热要注意，过食寒凉之物，容易伤人的阳气。我们常说："一分阳气，就是一分生机。"阳气受损，再清热去火就失了根本。

西瓜汁是红色的，红色入心入夏，很适合这时候吃，类似的还有樱桃、草莓、桃子、西红柿等。但因为西瓜汁含糖较多，且凉性较大，所以不建议频繁饮用；绿豆汤本身很好，但喝多了容易对肠胃造成负担，也不推荐长期饮用；凉茶中有一些成分是当地的一些地道药材，里面有我们常用的夏枯草、金银花、菊花等，可以起到清热解毒的效果。我国南方地区历来火热比较偏盛，易生毒邪，这时候用一些清热解毒的草药放进去做凉茶是比较合适的。不过，凉茶的凉性同样比较大，也不适合长期饮用。

相对来说，酸梅汤是夏季清火生津的不错选择。酸梅汤是老北京人最爱喝的饮料，北京不仅高热，而且冬春较短，夏季偏长，干燥少雨，这时候食用一些酸味食物，利用"酸甘化阴"的原理，不仅清热，还可以生津，是再好不过了。

还要注意的是，苦和寒是连在一起的。夏季宜食苦味，但不宜食用过多。一次进食过多的苦寒食物，就会伤到脾阳了。

## 三豆小麦粥，消暑又清心

夏季心火旺，最常见的症状就是口干舌红、心烦气躁，这是实火伤津的表现。这里为大家推荐一款去火补津的食谱——三豆小麦粥。

夏季食豆，首先离不开红小豆。赤色入心，红小豆又叫赤豆，自然是入心的，《本草纲目》也称它为"心之谷"。同时，红小豆的利水效果比较好，可以通小肠、利小便、行水散血、消肿排脓、清热解毒、止渴解酒，可谓功效多多。

其次是夏季清暑益气必备的绿豆。绿豆又名"青小豆"，不但有良好的食用价值，还有很好的药用价值，甚至有"济世之良谷"一说。中医认为，绿豆性味甘凉，有清热解毒之功。若是长期在有毒环境下工作，或是经常接触有毒物质，可以日常食用绿豆来解毒养生，但具体频率要视肠胃健康而定。另外，夏天人们出汗多，水分损失大，此时喝碗绿豆汤，就是最理想的清暑益气、止渴利尿饮品。现代医学研究也证明，绿豆营养丰富，尤其富含能增强人体免疫力的赖氨酸。因此，绿豆除了解渴清暑，还能及时为人体补充能量。

再次，这款粥中还有少量的黑豆。夏季主要养心，但也不能忽略了其他脏腑的健康。尤其心肾相交，互相影响，因此要添上入肾的黑色食物——黑豆。黑豆又名"乌豆"，自古入药，最早记载于《神农本草经》。黑豆营养价值很高，既能补肾养肝、乌发壮骨，又可以活血解毒、利水消肿。现代医学研究还表明，黑豆是一种天然雌激素替代疗法药物，尤其适用于肾气不足、

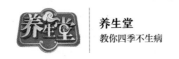
阴阳失调引起的更年期综合征。

　　除了"三豆"，这款清火养心粥还有"一麦"，即浮小麦。浮小麦在这款粥中的主要作用是敛汗散热。浮小麦多用于冬春换季，这时是中年、青年人盗汗的高发期。经过一个漫长的冬季，储存在人体内的"精气"已不足，再加上抗寒过度损伤津液，当体质下降时，就会出现盗汗。而且中青年所承担的工作和生活压力都较大，体力、精力多有透支，若在日常生活中不注意补"气"，很容易发生盗汗现象。浮小麦就是补气虚、防盗汗的"高手"。夏季老年朋友容易出现烘热，即身上有热，手脚却是寒的，动不动就出汗，这时候浮小麦就能派上用场了。

　　这款粥很好做，取适量泡发好的红小豆、绿豆、黑豆以及中药浮小麦，再加上500毫升左右的水煮成汤即可。若是出汗症状不明显，可以把口感较差的浮小麦换成新麦，做成粥食用。

**三豆小麦粥**

【红　豆】健脾止泻　利水消肿

【绿　豆】清热解毒　止渴消暑　利尿润肤

【黑　豆】解表清热　平肝补肾

【浮小麦】益气　除热　止汗

三豆小麦粥的构成

# 夏养三伏：
# 天气越热，越要调心血

夏气通于心，夏季血气畅通时，冠心病、中风等疾病的发病率通常是降低的。但有时酷暑过于炽烈，人在正午天气炎热的情况下出汗特别多，这时候就容易出现心气和心阴的耗散。久而久之，就会出现血虚、心血虚、心阴虚的情况，最终导致血液运行不畅，发生冠心病、脑血管疾病等相关疾病。因此，中医有"夏养三伏"一说，其主要原则就是细调心血。

## 健康候诊室

### 心血管狭窄到什么程度预示着危险

悦悦："大家肯定听过这样一首儿歌，'我有一只小毛驴，我从来也不骑……'"

观众："有一天我心血来潮骑着去赶集！"

悦悦："对了！看来大家都是有童年的！不过大家不要高兴得太早，如果您真的像儿歌里唱的那样经常'心血来潮'，那可能就离可怕的心肌梗死不远了！尤其在天气燥热，人的心绪起伏也较大的夏天。下面，我们先来看一张图。"

悦悦："这是一个心脏的横切面，里面有很多血管。其中有四根血管，上

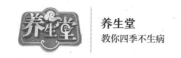

面分别标记着 20% ~ 30%、30% ~ 50%、50% ~ 75% 和 75% ~ 90%。它们代表的是血管的狭窄程度，数值越高越严重。我的问题是：当血管狭窄到什么程度时，会诱发心肌梗死？"

观众："应该是超过一半吧，50% ~ 75%。"

悦悦："那要是只有 20% ~ 30%，是不是就安全了呢？"

观众："应该没有太大的问题吧，平时注意调理就行了。"

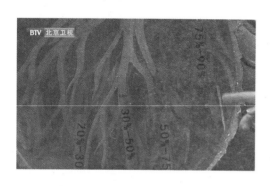

心脏中四种不同堵塞程度的血管

悦悦："这也是很多心脏不好的老人的常见想法，'血管狭窄还不严重，自己调理就行了。'事实上，专家强调，不管血管狭窄到哪个程度，即便只有 20% ~ 30%，都是很危险的，需要及时干预！"

## 名医会诊

**史大卓** ｜ 中国中医科学院西苑医院副院长
心血管科主任医师

**王培利** ｜ 中国中医科学院西苑医院心血管科副主任医师

### 气滞血淤，冠心病不请自来

血管除了狭窄，还要注意斑块

正如悦悦所说，血管不论狭窄到哪种程度，都比较危险。不仅是狭窄 50% ~ 70% 需要干预，就是狭窄 20% ~ 30% 也要及时干预。甚至有时候没有冠状动脉狭窄，也需要干预！这里就有一个千钧一发的案例。

史大卓副院长有一个非常熟的患者，他们关系很好。他的公司原本还行，后来因为经营不善，业绩下滑，导致股价下跌。那几天他愁得不行，一直抽烟。有天晚上，他在短短两个小时内抽了两包烟。然后他就突然感到剧烈的胸疼，大汗淋漓，还有强烈的濒死感。他吓得赶紧给史大卓副院长打电话："史大夫，我感到不行了！你快点救救我！"史大卓副院长赶紧告诉他："快点拨打120急救电话，马上到我们医院来！"到医院后，史大卓副院长马上让他做了冠状动脉造影，结果一看：冠状动脉痉挛。所以，并不是只有血管狭窄才会造成严重的心脏问题。史大卓副院长给他打了硝酸甘油之后，他整个血管就渐渐恢复正常了。之后再做造影一看，冠状动脉也完全恢复了正常。

血管狭窄程度和心脏问题严重程度有一定关系，但并不绝对，它还要跟血管中斑块的性质联系到一起。

血管中的斑块分为稳定和不稳定两种，就像两种饺子，一种皮比较厚，但很光滑，这和稳定性斑块的情况类似。稳定性斑块多数由钙化或是纤维组织形成，所以血管内膜，也就是斑块的表面比较厚，也比较光滑。这种稳定性斑块不太容易引起血管中的血小板的黏附聚集，因此很少形成血栓，心绞痛和心肌梗死的发生概率也较低。

另一种饺子里面的馅儿特别多，皮又参差不齐，还有破损的地方，这就像不稳定性斑块。血管内膜上要是有不稳定性斑块，血小板就会黏附、聚集在上边，血小板一旦黏附，纤维蛋白就会网罗血液中的有形成分，和血小板结合起来，短时间之内便形成血栓，阻碍血液向心肌供应，这时候就会导致心肌的严重损伤。如果斑块把血管完全堵塞了，就会造成心肌梗死；如果堵塞得不完全，也可能造成患者不完全的心肌梗死或是不稳定性的心绞痛。

| 斑块类型 | 特征 | 直接影响 | 可能后果 |
|---|---|---|---|
| 稳定性斑块 | 表皮厚，光滑 | 血小板难以聚集<br>血栓不易形成 | 不容易造成<br>心肌梗死 |
| 不稳定性斑块 | 表皮参差不齐，有破损 | 血小板容易黏附聚集<br>血栓短时间形成 | 容易造成心肌梗死或心绞痛 |

需要注意的是，稳定性斑块虽然短期内不易造成心肌梗死等严重问题，但它也会阻碍血流，影响血液营养周围的组织器官。一部分稳定性斑块还会随着病情的恶化而逐渐变大，若不及时控制，有可能将血管腔完全堵塞，造成供血中断，最终引发周围组织器官的急性缺血、坏死。

### 你是气滞血淤型冠心病吗？

中医认为，阴阳协调、气血相和是人体健康的一个重要标准。气血如果运行不畅，那身体就会出大问题。对于冠心病的成因，我们认为最主要的一个方面就是血淤证。气滞血淤，心脏自然就会出问题。

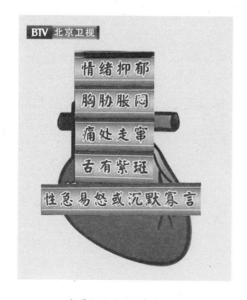

气滞血淤型冠心病的症状

另外，三伏天大家都知道，湿气特别重。这个湿气是要靠脾来运化祛除的。若是湿气过重，超过脾的运化能力，抑或是我们自身的体质就是偏湿浊的，即脾的运化能力本身就弱，此时湿浊之气就渐渐滞留在体内，并慢慢注入血脉，而成为血浊、血淤。

气滞血淤造成的冠心病，其并发症状有情绪抑郁、胸胁胀闷、痛处走窜、舌有紫斑、易怒或寡言等。

"情绪抑郁"很好理解，气滞血淤，人的情绪也会随之低沉，抑郁难舒，还有烦闷感。

"胸胁胀闷"则源自于气滞。所谓气滞，其实就是肝郁气滞。而肝经是走胸中、布两胁的，所以气滞时，很多人会觉得胸胁胀闷。

"痛处走窜"是气滞血淤的典型症状之一，胸闷、胸痛是"走窜痛"，并不是固定在某一处。

"舌有紫斑"主要因为我们舌苔、舌质上布有很多血管，在血淤的情况下，肯定会出现一些淤斑，在外看来就像紫斑一样。

"易怒或寡言"则是因为神志受肝郁气滞影响，容易走极端。

夏天心脏不舒服的老人，如果有既往的冠心病病史，可以对照上述几种症状查看。不一定要都占齐，只要同时具备两三种上述症状，就可以考虑一下是不是气滞血淤导致的冠心病，并据此进行调理。

## 中医自修堂

### "冠心Ⅱ号方"里的"君臣佐使"

对于气滞血淤型冠心病，中国中医科学院西苑医院有一个经典的方子。在二十世纪七八十年代，西苑医院的老专家郭士魁教授和著名的中西医专家陈可冀院士，他们合作发明创制了"冠心Ⅱ号方"，倡导用活血化淤的思路来治疗冠心病。

这个方子以丹参为"君药"，大家都知道，丹参是一味活血化淤的中药。除此之外，还有赤芍、红花来助丹参活血化淤，是"臣药"。然后是川芎，它是血中气药，可以在活血的同时行气，属于必不可少的"佐药"。然后还有降香，降香可以散胸中的滞气，它为"使药"。

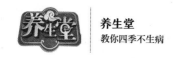

　　"君臣佐使"是传统中医的组方原则，这种说法最早见于《素问·至真要大论》："主药之谓君，佐君之谓臣，应臣之谓使。"之后，金元四大家之一的李杲在《脾胃论》中进行了补充："君药分量最多，臣药次之，使药又次之。不可令臣过于君，君臣有序，相与宣摄，则可以御邪除病矣。"到了清代，名医吴仪洛又进一步加以阐述："主病者，对症之要药也，故谓之君。君者味数少而分量重，赖之以为主也。佐君以为臣，味数稍多，分量稍轻，所以匡君之不迨也。应臣者谓之使，数可出入，而分量更轻，所以备通行向导之使也。此则君臣佐使之义也。"

　　这个"冠心Ⅱ号方"虽然总共只有五味药，但是"君臣佐使"一个不少，且针对性强，配方也十分严谨。

　　这个方子的主要作用是活血化淤、行气止痛，可用来治疗血淤型冠心病。也是从这个方子的创制开始，活血化淤逐渐成为中医治疗冠心病的一种主流方法。直至今日，我国治疗冠心病的常用中药里已有80多种都是具有活血化淤作用的。

　　需要注意的是，中医治病没有固定方药，不同的人有不同的方，不同的症有不同的方，也叫"医无常方"。因此，医生会根据患者的实际情况，按照原方进行"加减"和"化裁"。所谓加减，就是在某些药材的分量上进行增减；所谓化裁，就是加入或减少某药。

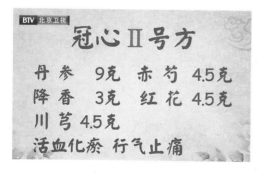

冠心Ⅱ号方的构成和作用

　　气滞血淤型的冠心病患者，很多都存在血虚的情况，会出现面色萎黄、乏力、劳累、心悸、心慌、气短等症状。这种情况下，我们就应该在"冠心Ⅱ号方"的基础上进行化裁，加几味养心补心、同时有助于化淤的药物。目前在临床上，我们常用的是阿胶、当归、鸡血藤等。这些药物一方面可以补心，同时又有助于血液的运行。

## 千金良方

### 补血养心，用好阿胶就够了

血虚会让人感觉心脏不舒服，尤其夏天到了，天气炎热，令人烦躁失眠，更加损伤气血，中医叫"暗耗阴血"。人体健康最主要的基础就是阴阳和谐。阳气主外、主运动，阴气主内、主安静。长期熬夜，阴血自然受到损伤。很多人夏天晚上失眠，第二天早上起来一看：面色萎黄、眼圈发黑，这就是阴血亏虚的表现。久而久之，就会出现"血不养心"，需要及时补养，这里给大家推荐的是阿胶当归补血汤。

这个方子是在传统的当归补血汤的基础上加了阿胶和一些养心安神的药物。对于阿胶，我们可能有不少误区。首先，阿胶不是某种中草药，而是驴皮经煎煮制成的胶质固体。其次，阿胶不是女人补血的专利，男人、女人、老人、小孩，只要对症，都可以用。最重要的是，阿胶不只是一种很好的养血药物，中医药物学著作《本经疏证》就提出，阿胶还具有"浚血之源，洁水之流"的作用，意思是阿胶在养血之余，还可以帮助血液得到疏通，止浊祛淤。现代药理学也证实，阿胶具有促进造血功能、提高免疫功能、抗疲劳的作用，而且含锌量比较高，可以滋阴补肾。

这款"阿胶当归补血汤"的具体构成如右图所示：

这个方子对气阴两虚、气

阿胶当归补血汤的构成

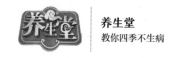
血两虚的夏季失眠患者有较好的效果。这些人的主要症状是乏力、气短、面色萎黄无光、舌质淡白、皮肤枯燥，再加上心烦不宁、晚上睡不好觉等。这碗汤补气养血，可以帮助大家睡个好觉。

需要注意的是，如果身体特别胖，舌头又比较大，且舌苔比较腻的患者，就千万不要吃这个方子。还有一种就是舌质特别红、舌苔黄燥有火的患者，也不要吃这个方子。

最后教大家几个选购阿胶的小技巧。

**1. 看外观**。地道的阿胶表面光滑，呈棕褐色或者棕黑色，且正品阿胶的表面会有一些擦胶的非常整齐的纹理痕迹。劣质的阿胶表面则是不光滑的，乌黑但是没有光泽。

**2. 掰开看**。正宗的阿胶不容易打弯，也不容易掰断；若是掰断了，其断纹也很少有裂隙，很少有凹槽。劣质的阿胶掰开之后会有一些凹槽或者裂隙，非常粗糙。

**3. 闻气味**。好的阿胶一般都会有一种豆油的香味，尝起来还有点微甜。若是劣品的话，它就有一种腥臭味。

# 夏日也要温阳，
# 巧用鲜姜来帮忙

　　大家都知道，阳气为生命之本。万物之生在于阳，万物之死亦在于阳。人的生殖、生长、发育、衰老、死亡，皆与阳气密切相关，所以有"阳强则寿，阳衰则夭"的说法。但很多人一到酷热的夏天就容易忽略对阳气的养护，认为既然已经是阳气最盛的时候，就不需要养阳、扶阳了。殊不知，正是这种对外部阳气的大意和疏忽，导致很多人在夏天损伤了自己身体内部的阳气。

## 健康候诊室

### 夏季火盛，怎么会阳虚？

　　一玲："大家都知道，夏季天气炎热，又特别容易出汗，所以养生多以清心降火为主。您看我这一身的防暑装备：太阳伞、太阳眼镜，还有非常清凉的小裙子……"

　　程海英："确实，夏在四季里主'长'，正是阳气旺盛的时候，但是一玲，你听说过'春夏养阳，秋冬养阴'吗？"

　　一玲："这就是我一直很困惑的地方，春季乍暖还寒，尚好理解，夏季阳气已经如此兴盛，为什么还要养呢？中医不是有种说法叫'阳逢阳旺，阴

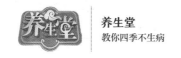

逢阴盛'么？夏季养阳是不是有点像'火上浇油'呢？"

程海英："这的确不太好理解，也是很多人都容易陷入的误区。我们知道，中医养生讲究分清体质，不同体质的人应该采取不同的养生策略，关注不同的养生重点。夏季天气炎热，阳气旺盛，但这种"阳"主要指的是外部环境的"阳"，养生更多的应该关注内部因素。很多人本身有阳虚的毛病，平时很注意扶阳、养阳。但一到夏天，他们就容易被外部的热所影响，误以为此时自己不需要再养阳了。殊不知，他们的阳气往往是在夏季受损最严重。"

一玲："原来如此，那阳虚之人夏季若是不注意养阳，会发生哪些严重的后果呢？"

程海英："介绍一个我接诊过的真实案例，让大家可以直观感受到夏季养阳的重要性。"

我有一个患者，她平时心脏不太好，经常感觉自己的心脏会"咚咚咚跳个不停"。在医学上来讲，这叫"心律失常"。同时，她还会出现胸闷、喘不上气等症状，偶尔还会有疼痛感。所以，她平时特别注意保暖，尤其到了秋冬季节，她非常小心，总是第一个添加衣服。即便是容易"乱穿衣"的农历"二八月"，她也很谨慎，不会轻易减衣服。

但每到盛夏时节，天气一下子变得很热，她就容易忽略这个问题。尤其是家里不只她一个人，她的老伴也特别怕热，夏天一定要开空调才行。她自己也觉得天气很热，也就没有做特别的保暖工作。结果有一天，她突然感觉身上很冷，紧接着就出现了胸闷的情况，与此同时，她觉得心前区有些疼，还伴有全身大汗。这个时候她意识到自己肯定出大问题了，所以马上打了急救电话。在这个过程中，她的心前区疼得受不了，她的嘴紫得像茄子一样。急诊医生见到她之后，马上给她做了心电图，说高度怀疑是急性心肌梗死。万幸的是，她随身带有一些急救的药，而且救护车来得比较及时。所以，最终没有产生严重的后果。

一玲："原来夏季阳虚这么危险！看来我们有必要好好学一学夏季养阳了。"

程海英："是的，很多阳虚的患者觉得夏天到了，可以放松一点。其实他们本身的体质就有淤血阻络的毛病，这时候阳气再不足，'寒则凝'，一不凑巧就容易发生心肌梗死。即便没有阳虚的问题，由于夏天人体容易出汗，也要注意养阳。中医认为，'阳加于阴谓之汗'，出汗不光是阴气的损伤，它也和阳气有关。汗出多了，最开始是'气阴两伤'，后面就是'阴阳两伤'了。很多人夏季大汗过后会觉得很累，这就是阳气初步受损的征兆。"

## 名医会诊

**程海英** ｜ 中国科协首席科学传播专家
首都医科大学附属北京中医医院主任医师

### 阳虚的典型症状和食疗原则

阳虚体质的主要症状

如何判断自己是否是需要夏季养阳的阳虚人群呢？

首先，阳虚体质的人最普遍的表现就是畏寒。尤其是腹部和背部，特别怕冷。需要注意的是，很多年轻女性都有手脚冰冷的毛病，但只要这种冷局限在手指、脚趾，不超过腕、踝关节，就不一定是阳虚。

其次，阳虚体质的人多面色发白，且缺乏神采，嘴唇的颜色也是偏淡的，还有的会出现不同程度的黑眼圈。

另外，他们小便多，尤其是晚上，会起夜两三次，且尿液是很清，仿佛

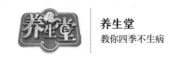

水喝进肚子里没经任何"处理"就直接排出来了一样。

同时，他们还有口淡、喜热饮的症状。平时不爱喝水，要喝就喜欢喝热水。

最后，这类人抗疲劳能力较差，稍微运动一下就容易大汗淋漓，有时甚至没怎么运动也会出汗，中医称"自汗"。

当然，阳虚体质的判定不能完全依赖于上述几种普遍症状，因为阳虚分心阳虚、脾阳虚、肾阳虚等，每种阳虚的症状都有所殊异。以肾阳虚为例，作为一种整体性的病证，肾阳虚对身体造成的影响是全面的，其症状也有很多，如畏寒、易感冒、口干爱喝水、四肢不温、夜尿多、腰痛、坐立不安等。

另外，中医认为阳虚是气虚的进一步发展，所以阳气不足者在情绪上也常常会出现一些问题，如阴郁低沉、容易悲观等。

## 心阳虚的症状和食疗原则

夏季重在养心和养阳，因此心阳虚是最值得警惕的。心阳虚的典型症状如下：

**1. 有心悸、心慌的感觉。**觉得心在"咚咚咚"地跳，有时还会隐隐作痛。这是心阳虚在临床上非常普遍的症状。

**2. 胸闷、气短。**像憋气一样，一口气往往难以倒顺。这种症状多发生于三伏天，有时晚上睡觉的时候都能憋醒。

**3. 习惯性出汗。**有时没怎么动都会出汗，或者只是买个菜，上两层楼，就开始喘得厉害，脸还一下子白了起来。这也是阳虚较为普遍的一种症状。而且，凡是发生心肌梗死的患者，多伴有出汗，因此这点需要多注意一下。

**4. 神倦怯寒。**神倦就是缺乏精神，无精打采；怯寒就是怕冷。

阳虚对人体的影响是全方位的，因此我们一定要注意养阳、扶阳。除了生活习惯上多注意保暖防寒，日常饮食上也要多吃养阳的食物：如粮食类的糯米、面粉、高粱等；肉类的羊肉、牛肉、鸡肉等；鱼类的鲫鱼、草鱼等；蔬菜类的韭菜、香菜、南瓜等；坚果类的松子、腰果、核桃、花生等；水果类的桃子、大枣、荔枝等。当然，在食补养阳的同时，也要适当吃些青菜、白菜、芹菜，以免进补过度，养阳不成先上火。

这里为大家推荐一种非常常见、价格便宜，且养阳功效十分突出的食材，它就是姜。自古以来，中医学家和民间都有"生姜治百病"之说。特别是在感冒受凉之后，煮一碗热腾腾的姜汤水，也是大家的首选。

姜在夏季是养阳佳品，因为它温振心阳的作用很突出。前面提到的那个因为阳虚而差点导致急性心肌梗死的患者，就有心阳不振（也叫胸阳不振）的问题。心阳不振的主要原因就是寒凝，血脉流通不畅，姜的作用就是温暖、振奋人的阳气，让血液恢复正常的流动。尤其是老年人，脏腑本来就损伤得比较严重，更要提前注意养护我们的心阳，在日常多食姜，尤其是紫姜。中医讲究"五色入五脏"，紫色和红色相近，都是入心的，而且紫姜本身就带有一点红色，因此紫姜对心阳虚很有补益作用。

## 中医自修堂

### 颜色养生：五色入五脏

中医认为食物的颜色和人体脏腑是有呼应关系的，也就是我们常听说的"五色入五脏"。现代医学研究也发现了不同颜色食物的不同养生保健功效。一般说来，白色润肺，黄色益脾胃，红色补心，绿色养肝，黑色补肾。

| 五色入五脏 | 详解 | 代表食物 |
|---|---|---|
| 青色入肝 | 青色食物多为蔬菜，主要有清肝火、疏肝气的作用，适用于那些脾气大、血压高，动不动就肝火上冲的人 | 芹菜、莴笋、青皮萝卜等 |
| 红色入心 | 红色食物养心入血，还有活血化淤的作用。其中，红色温性的食物有温补心阳的作用，而红色寒凉的食物则有清心热、去心火的作用 | 温性：羊肉、荔枝、辣椒、樱桃等 寒性：红心萝卜、西红柿等 |
| 黄色入脾胃 | 黄色食物多有长养气血、补脾健胃的作用，适用于脾胃不佳的人群 | 小麦、小米、玉米、板栗、香蕉、桂圆等 |
| 白色入肺 | 白色食物大多蛋白质含量丰富，可以滋养肺部，行气益气 | 百合、银耳、莲藕、白果、鸭肉等 |
| 黑色入肾 | 黑色食物营养丰富，多有益肾、抗衰的作用，可以补虚健体 | 黑木耳、香菇、桑葚、紫菜、海带、海参、紫米、乌鸡等 |

其实，除了上述五色外，另外还有两种颜色：蓝色和紫色。

**1. 蓝色食物**。蓝色食物的主要作用是稳定情绪，包括蓝莓及一些浆果类食物等。需要注意的是，为了避免食用蓝色食物过多，冷静过度，令人情绪低落，可以适当搭配一些橙色食物，如香橙等一起吃。

**2. 紫色食物**。紫色食物营养丰富，能补益身体、延缓衰老，主要包括甘蓝、茄子、紫菜等。

由于五色各入的脏器不一样，所以食入人体之后就有不同的作用。我们在平时饮食中，也应该根据自己的体质情况，选择不同颜色的食物。当然，五色入五脏的饮食策略也不是绝对的，整体上可以参考，具体还需要听从专业医务人员的建议。

## 千金良方

### 巧吃鲜姜，温振夏日心阳

民间流传有"冬吃萝卜夏吃姜，不用医生开药方"的说法，具体该如何理解呢？

我们知道，夏天很容易发生心慌、中暑的情况，这与人体排汗功能不好有关，而《本草纲目》中记载："生姜味辛，性温，能开胃止呕，化痰止咳，发汗解表。"姜有发汗和止吐的作用，平时吃点，可以起到预防中暑的作用，中暑时吃则能及时缓解症状。

另外，夏天天气炎热，人体唾液、胃液的分泌会减少，导致食欲大减，而姜中含有的挥发油、姜辣素、氨基酸能促进消化、增进食欲。同时，有些人夏季容易拉肚子，这是因为人体内的阳气外泄，腹中相对偏寒。姜作为温热性的食物，可以帮助祛除体内寒气。

这里给大家推荐一个用姜来温振心阳的方子。

BTV 北京卫视

温振心阳

方法：
1.醋泡鲜姜。
2.密封于罐中，存储1周以上。
3.佐餐服用。
适用于心阳虚人群的日常调理。

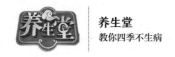
　　具体制作方法很简单：将紫姜洗净切成片后，放入干净的储存容器里，再倒入适量醋（以没过姜片为准），密封1周以上即可。醋的作用是软化血管，提升姜的补益效果。需要注意的是，胃溃疡患者要少用醋，因为醋可以破坏患者本就脆弱的胃黏膜。

　　这个方子建议大家按照时辰养生的规律来吃，最好是在午时（11：00到13：00）之前吃。因为一过午时，阴气就盛了，此时更应该注意去养阴、扶阴，而不是用辛辣的姜来补阳。建议老年朋友上午晨练完了，把孙子送到学校去后，买好了菜，回到家10：00左右，这个时候不妨吃上半片醋泡姜，对夏季养阳是很好的。

# 睡得稳心才安，夏日睡姿有讲究

据统计，在很多一二线城市，超过一半的人会在0：00以后才睡觉。你只要稍微留意一下就会发现，早上那些地铁、公交上的上班族，很多人都在打瞌睡。这既有工作繁忙的原因，也有缺乏休息、疲劳没有完全消除的因素。尤其是在炎热的盛夏，一来天色暗得迟，不知不觉就在外面玩到了22：00左右；二来人的情绪波动大，不容易入眠；第三，很多人都忽略了睡姿问题，导致"越睡越累"。因此，夏季失眠高发，我们的身体健康也随之受到很大伤害。

## 健康候诊室

### 夏季养生，先从矫正睡姿开始

马淑然："刘婧，我看你好像有点困嘛！"

刘婧："是啊，昨晚没睡好。我一到夏天就这样，晚上烦闷睡不着，早上又起得早。我看地铁上的年轻人都这样啊！

马淑然："常见不代表正常，更不代表健康。如果一直睡眠不佳，那我们的身体每天都在被过度消耗。长此以往，要么会因为阳气受损，免疫力下降，导致小病不断；要么就会日积月累，渐渐患上许多从前只有老年人才会

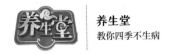

得的慢性病。

刘婧："您这么一说我想起来了，近来不少新闻报道，一些事业如日中天的成功人士，却突发各种心脑血管疾病，甚至因此猝然失去生命，好像原因就是睡眠不足。"

马淑然："是的，不健康的生活方式是绝大部分疾病的罪魁祸首，尤其生活节奏如此之快的现代人。睡眠不足、过度劳累、起居无常、饮食不规律……这些都是值得警惕的！"

刘婧："那我们一定要注意了！今晚保证 23：00 睡！"

马淑然："保障睡眠时间固然重要，但同样重要的，还有睡眠姿势。"

刘婧："睡眠姿势？大家睡觉不都那几种姿势吗？仰卧式、俯卧式、侧卧式、蜷缩式……这几种姿势还有优劣之分吗？"

马淑然："当然有的！要知道，我们每天有 1/3 的时间都是在床上度过，所以睡姿对我们来说太关键了！就以大部分人采取的仰卧式为例，采取仰卧式睡姿时，我们的头颈躯干基本保持在一条直线上，所以大家感觉很放松。但它的弊端是：仰卧式虽然身体前部没有压迫感，但实际上前部的重量在压

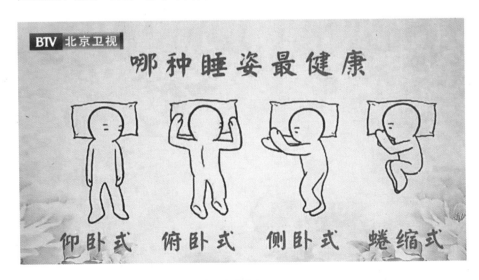

哪种睡姿最健康？

着后部，加上脊柱的重量，我们的背部肌肉会受到一定压迫。还有的人仰卧的时候双手习惯举过头顶，这样我们的背部肌肉会更加紧张。"

刘婧："我听说打鼾也和仰卧式有关？"

马淑然："是的，在仰卧的时候，我们口腔中的悬雍垂（俗称小舌）会向内下垂，容易引起气道堵塞，打鼾在很大程度上就是这么出现的。同时，采取仰卧式时，在吞口水、呼吸的时候由于气道不畅，还会呛到气管里，引起呛咳。这点在体形肥胖的人身上比较明显。"

刘婧："看来睡姿真得好好讲究，一不小心就容易引起大问题。"

## 名医会诊

**马淑然** ｜ 北京中医药大学教授、博士生导师
北京中医药大学中医基础理论教研室主任
国家中医药管理局中医基础理论重点学科学术带头人

## 睡眠不足的原因和危害
### 夏季睡眠不足的危害

夏季养生，睡眠是重中之重。如果睡眠不足，人的身体会出现各种各样的问题。我就遇到过这样一个病例。

她是一个东北的老太太，儿子上完大学后，顺利地留在了北京，希望她来北京跟他享福。那时正好是夏天，老太太初来的时候感觉还好，结果住了一段时间后，突然开始辗转反侧，怎么也睡不好觉。一个星期之后，她就感觉自己头重脚轻，心前区还会憋闷、疼痛。孝顺的儿子立刻带她来看病。经过仔细询问，我了解到：东北的天气非常凉爽，到北京后，天气太热，所以她就睡不好觉，之后就开始出现各种症状。我给她量血压，发现她还有高血

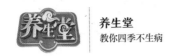

压的征象。她做过心血管检查后，结果又诊断有心脏供血不好的问题。这容易理解：夏主心，夏天暑热太盛，自然容易伤心。加上睡眠不足，心脏供血也受到影响。尤其在临床上，失眠和心脏紧密相关，必须先调节好心神，夏天的失眠问题才能够好转。

其实，夏季睡眠不足还可能导致很多其他严重的问题。

**1. 睡眠不足容易导致抑郁症**。调查显示，有睡眠障碍的人患抑郁症的概率是没有睡眠障碍的人的五倍。一般来说，睡眠不好和抑郁症互为因果。睡眠不好的人时间长了容易诱发抑郁；而人抑郁的时间长了，自然而然也会产生睡眠障碍。从这个角度来说，调整睡眠对治疗抑郁有积极的作用。

**2. 睡眠不足会增加人的体重**。我们曾做过一个动物实验：我的研究生们把小老鼠分为三组，一组是 24 小时给它光照；一组是白天光照，晚上黑暗；另一组是白天黑暗，晚上光照，也就是昼夜颠倒。结果，三组小老鼠做了一个月实验后，昼夜颠倒的老鼠和 24 小时光照的老鼠的体重都增加了。

人也与之类似，人体中有两种激素，一种叫饥饿激素，也叫饿素，另一种叫瘦素。饥饿激素可以让我们有饥饿感，食欲增加；瘦素则可以让我们的体重降下来。光照多了，睡眠就会不足，我们的饥饿激素就会随之增加，让我们食欲大开，尤其想吃油腻、肥甘、高热量的食物。与此同时，瘦素减少时，我们的体重也就越来越重。

**3. 睡眠不足还会令人健忘愚钝**。美国和法国的科研人员在经过大量研究后得出一致的结论：我们的大脑皮层里有一个负责巩固记忆的脑区，它会产生一种涟漪的脑电波，负责向大脑皮层传递我们以前学习的知识。如果我们睡眠不好，尤其是不能产生深睡眠，这种脑电波就会减小。我们的注意力、定向力、警觉力、理解力以及解决问题的能力就会下降。因此，我们要保证足够的睡眠，尤其是深度睡眠。如果你长期睡一会就醒，缺乏充足的深睡眠，那你很容易变得健忘和迟钝。

**4. 如果睡眠不足，还会增加人的死亡风险**。不要小看睡眠不足，英国人做了一项研究，主要调查了英国公务员的睡眠模式在 20 年内是如何影响他们健康的。结果发现，睡眠如果从 7 个小时降到 5 个小时或者更少，人患病的概率就会比正

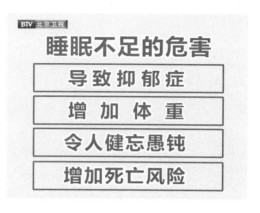

睡眠不足的几大危害

常人增加近 1 倍，尤其是增加患心血管病导致死亡的概率。晚上长期熬夜不睡觉的人有的时候还会感觉像心脏病发作一样，出现心脏缺血、心律不齐等症状，甚至有心力衰竭的征兆。

所以，千万不要认为睡眠不足只是一件小事，它和我们的健康息息相关。

## 两种睡姿要不得

正确的睡姿是睡眠质量的基本保障，而错误的睡姿损害的却不仅仅是睡眠。

**1. 危害最大的俯卧式**。因为人是靠心和肺呼吸的，采取俯卧式时，我们的胸腹都被严重压迫了，容易引起心脏血液循环障碍，肺的呼吸也受到很大限制。同时，人的泌尿系统、男性的生殖器官等，都会受到压迫，久而久之就会引起泌尿系统障碍。另外，一些女性朋友过早出现色斑、肤色暗淡的情况，就是因为采取俯卧式睡姿，将脸压在枕头上，影响了面部血液循环。

**2. 阻碍气机的蜷缩式**。除了仰卧式和俯卧式，剩下的基本都算侧卧式。但侧卧式也有讲究，其中以蜷缩式危害最大。蜷缩式睡姿就是将头颈和躯干蜷成一个团。其实，人最舒服的状态是"挺胸抬头"，脊柱很直的时候，人

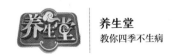
体感觉是最舒服的，气机也通畅。但是如果把头颈、躯干蜷成一团，那人的整个气就不顺了。中医讲人体的气是升降出入，既要升也要降，既要出还要入。身体蜷缩成团以后，气就要拐弯才能升上去，也就是说运动的道路不再通畅。所以这种蜷缩式睡姿会影响人体的气机，对气血循环也非常不好。采取蜷缩式睡姿的人，睡醒的时候多会感觉腰酸背痛、腰肌劳损。因此，这种睡姿也不推荐。

需要注意的是，有些人年纪大了，腿脚有问题，白天站立、行走等劳损过多，晚上需要休息。这种情况可以采取相对舒服的姿势将腿脚加以蜷曲，但不能同时将头和躯干蜷曲在一起，影响气机的升降出入。

## 中医自修堂

### 《黄帝内经》里的睡眠之道

"夏三月，此谓蕃秀，天地气交，万物华实。夜卧早起，无厌于日，使志无怒，使华英成秀，使气得泄，若所爱在外。此夏气之应，养长之道也。"这是传统中医著作《黄帝内经》中关于夏季养生之道的论述。夏三月指的是农历的四、五、六月，这是天地万物生长、旺盛的时期。这时气温逐渐升高，并且慢慢达到一年中的最高峰；同时，夏季雨量丰沛，大多数植物都在此时飞速生长；人体内的阳气也在这个时候变得旺盛。因此，夏季养生首先要注意顺应阳气的生长。

与此同时，夏季养生也不能忽视睡眠的作用。《黄帝内经》认为，夏季的睡眠讲究"夜卧早起"：晚上可以睡得稍晚一点，早上要起得早一点。这是因为夏天天黑得晚，天亮得早，人也应该顺应自然，据此调节我们的起居规律。天人相应是古人推崇的养生原则。

另外，夏季睡眠讲究睡好午觉。进入夏季之后，昼长夜短，人们不知不

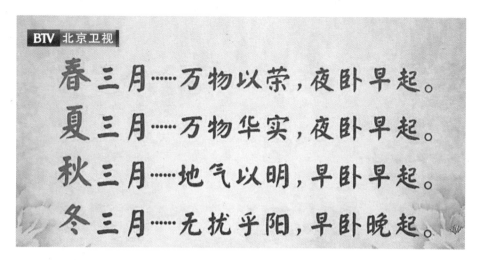

*《黄帝内经》里的四季作息规律*

觉就睡得较晚，但上班时间是固定的，因此很多人都有睡眠不足的问题，需要增加午休来调理，在中医理论中这叫睡子午觉。现在不少单位在五一劳动节过后会给员工增加午休的时间，这其实与《黄帝内经》的夏季养生原则是相符合的。夏季中午，我们至少应抽出15分钟左右闭目养神一会，这对恢复精神和体力都是很好的。中医认为，12:00睡觉是养心的，23:00以前睡觉则是养肾的，所以睡好子午觉就会心肾交通，让我们人体阴阳协调。

其实，不只是夏天，《黄帝内经》认为其他季节我们都应遵循自然之道来选择睡眠规律。

春三月阳气开始生发，万物欣欣向荣，蓬勃向上。所以天黑得比较晚，白天时间偏长，所以人也应该随之"夜卧"，睡得相对晚一点；同时，春天天亮得比较早，所以我们要早起。

夏三月前面提到，阳气更加红火，澎湃向上，所以天黑得更晚，我们同样要夜卧早起。需要注意的是，这里的"夜卧"是按古人的时间来说的。古代没有电，也缺乏夜生活，因此普遍睡得比较早，22:00已经算迟了。因此，对我们而言，春夏两季的"夜卧"最迟不宜超过23:00，否则很容易造成

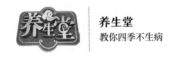 
睡眠不足。

秋三月时，阳气开始从旺盛慢慢变成潜藏，天也黑得早了一点，所以我们就要早卧，大概21：00就可以准备入眠了；同时，秋天也要随着天亮的时间，一起早起。

冬三月时，阳气开始闭藏，这个时候在睡眠上也要把我们的阳气潜于内部，所以要"早卧晚起"，保证充足的睡眠，避免阳气受损。太阳落山了就准备睡觉，太阳升起了就起床，这样才能因时养生。

## 千金良方

### 卧龙式睡姿，固肾且益心

我们反复强调正确睡姿对夏季睡眠养生的重要性，相对来说，右侧卧姿是我们最提倡的。

右侧卧姿又称"卧龙式"。顾名思义，它来自三国的卧龙先生——诸葛亮。诸葛亮睡觉的姿势就是这种右侧卧位的姿势，所以后人称之为卧龙式。需要注意的是，诸葛亮的卧龙式并非简单的右侧卧，它还有很多细节的讲究。

睡眠者位于下方的右腿是伸直的，上面的左腿则略加弯曲。同时，右手放在耳郭的方向，护住耳朵，但不要直接压在头底下。左手则按照自然舒服的方式放下即可。

中医认为，肾主耳，拿手护住耳朵是保护肾精的一种办法。通过这种卧龙式睡姿，我们肾精得固、心肾交通，这样就会使我们气机的升降从心降到肾，再从肾回到心，保证气

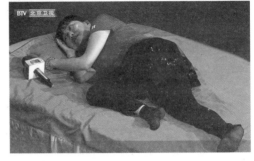

正确的"卧龙式"睡姿

机循环小周天的通畅。

当然，睡觉时不可能一整晚都保持一个姿势，尤其不少人都喜欢在床上翻来覆去。的确，任何姿势都存在一定的压迫问题，就算是卧龙式也不能保持睡一整晚都不难受。而且，这种右侧卧位虽然健康，但也要根据具体情况加以调整，例如有的疾病就需要患者在睡觉时将头抬高一点。我们建议大家：正常无病的情况下，尽量采取右侧的卧龙式。如果醒来之后发现自己在其他的姿势上也不要紧，只要能让身体放松就是最好的休息，适当加以矫正即可。

## 白天休憩妙招：闭目养神法

很多上班族在夏季饱受疲惫的困扰，这既有晚上无法保证充足睡眠的原因，也有白天不懂及时休憩的因素。这里给大家推荐一个白天简单高效的休憩妙招：闭目养神法。

首先保持坐姿，臀部坐在椅子的前 1/3 处，不要整个坐在椅子上。需要注意的是，坐的时候最好胸部挺直，不要佝偻着背，这样能让我们的气机顺利升降，打通小周天。

接着两腿岔开，与肩同宽；同时，食指掐在中指第一指缝间。掐手指的目的是交通心肺，促进心肺的循环。我们的拇指对应的是手太阴肺经，中指对应的是心包经，食指掐在中指第一指缝间，可以让心肺气血流通。

然后保持双目微闭，似睁非睁，留有一点点缝隙；同时舌尖抵住上颚，也就是上牙和上牙龈之间。舌抵上颚是"饮玉浆"的做法，因为舌抵上颚后，我们的口腔会分泌大量的唾液。唾液是肾之津，肾精上调就形成唾，这种唾液被称为"玉浆"，我们把它咽下去，就是"饮玉浆"，可以促进肾精和口腔的唾液交通。

同时要保持笑容，并让我们的大脑有意识地对着脐下的丹田，试图用两个眉毛中间的印堂穴去和肚脐下的丹田之气相交通。微笑是让我们身心放松

103

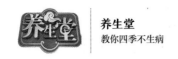
的一种状态，如果你很严肃，肌肉会很紧张，达不到放松身心的效果。印堂是我们的上丹田，又称泥丸宫；腹部则是我们的下丹田，是精气神之根。沟通上、下丹田可以让我们气血通畅。

整个过程中，我们的脑子要放空，可以辅助想象蓝天、白云、鲜花、绿草和蔚蓝的大海等令人安静的美好事物。

像这样闭目养神 15 分钟至 20 分钟之后，再缓缓睁开眼睛，就会有很明显的大脑轻松的感觉，眼睛也会变亮。这种睡午觉的方法不仅适合没有充分午休时间的年轻人，也适合上了年纪的叔叔阿姨。

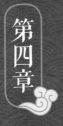

第四章

秋养收：
理肺顺气，领受自然的祝福

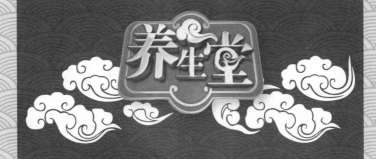

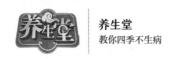

# 理肺疏气有绝招，
# 祛除秋燥靠三宝

夏去秋来，气温逐渐开始降低，秋分之后，人会明显觉得清爽，这是因为此时昼夜温差增大，原本弥散在空气中的水蒸气慢慢凝结成露水降下，空气湿度明显降低了。不过，如果秋爽过头就会出现新问题——秋燥。秋燥会使人感到诸多不适，感冒也会随之多发。因此，我们应当注意对肺的养护，理肺疏气，才能慢慢祛除燥邪。

## 健康候诊室

### 秋季养生，烦恼多多

悦悦："您这是怎么了？大男人怎么头巾都裹上了？赶紧摘了吧！"

王导摆摆手："那可不行，我一到秋天就特别怕冷。"

悦悦："我们演播室还能起风不成？您可以用演播室的灯箱烤烤。"

王导："那也不行，一到秋天我还有个毛病，就是容易咳嗽。"

悦悦狐疑地看着他："您这又怕冷又咳嗽，看来是有点虚啊……"

王导叹了口气："哎，不仅如此，我一怕冷就难受，一难受就想喝水，你看我这包里。"

悦悦看到他鼓鼓囊囊的包里全是矿泉水，问道："这么多水？一开始我还以为是您带给我的礼物呢！"

王导："要不等我把这些水都喝完了，你把瓶子拿去卖吧。"

悦悦很惊讶："这么多水您都能喝完吗？"

王导："是啊，一到秋天，我每天都能喝八九瓶水！"

## 名医会诊

**周平安** | 国家级名老中医
北京中医药大学东方医院主任医师
**姜苗** | 北京中医药大学东直门医院副主任医师

### 娇气的肺脏，一不小心就会受伤

#### 秋养的核心：养肺

在传统中医理论看来，秋天是"燥气"当令，燥气则和我们的肺有着密切关系，故有"肺应于秋天"一说。王导之所以一到秋天就出现怕冷、咳嗽、渴饮的症状，很大程度上就是因为他的肺出了问题。这在传统中医理论著作《难经》里就有精准的描述："形寒饮冷则伤肺。"意思是身体一旦受寒，并饮入寒凉之物，就会伤及肺脏。王导怕冷，就是"形寒"的表现，而渴饮不止正是"饮冷"。身体有寒，又一直喝凉水，长此以往，王导的肺脏自然就渐渐受损。

有生活经验的人都知道：在一个瓶子里倒上热水，再拿一个玻璃板盖在上面，过一会瓶壁和玻璃板上就会出现水汽。这个瓶子其实就相当于水液进入我们人体后经历的一个代谢系统，包括肺、脾和膀胱。正常情况下，热水进入这个系统后，可以通过脾气散精的作用，再通过肺的通调水道，起到很好的水精四布、五经并行的生理作用。

但冷水就没有这种作用，它是较难代谢的，就好比你给一瓶冷水盖上玻

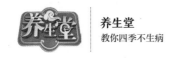

璃板，很久都不会出现水汽一样。所以，如果我们总是像王导一样嗜喝凉水，特别是在天气寒凉的秋天，我们的脾胃、肺脏、膀胱就会承受很重的负担。

稍有中医常识的人都知道：肺主气。肺一旦受损，造成肺气不宣，就容易出现肺气上逆，引发王导的第三个症状——咳嗽。如果此时还不注意身体调理和饮食的温度控制，还可能进一步造成肺气闭塞，使得这些症状日益加重，并经久不愈。

## 去燥莫贪凉

人体脏腑里，肺被称为"娇脏"，不耐寒热，一不小心就容易受伤，因此需要我们多加呵护。尤其是"燥气当令"的秋季，特别要把养生的重点放在养肺上，理肺疏气，祛除秋燥。秋燥分为凉燥和温燥，传统上，秋分是区别凉燥和温燥的时间点。秋分之前是温燥，秋分之后，天气渐冷，便成了凉燥。很多人光注意到温燥，却忽视了同样危险的凉燥。

秋燥时人多会感到口干，需要多喝水，再加上有些人本来就属于形体相对肥胖的痰湿体质，这样的人到了秋天就会像王导一样爱喝凉水。其实，少喝一点水是没有问题的。如果一次喝水喝多了，就会出现水在肚子里咣当咣当响、难以代谢的现象，这就是水液停留在我们的脾胃里无法疏泄造成的。

对此，除了克制自己不要一次喝太多冷水，还可以通过吃梨来解决。可以选择能增加人体津液的雪梨，它还具有润肺止咳的作用，最适合秋季食用。

需要提醒大家的是，梨性寒，不是所有人都适合食用。像体型偏胖，属脾虚痰湿症的王导就不适合吃梨。秋燥时肺里有热，想吃凉的可以理解，但脾阳虚的人，脾的运化功能不好，一遇寒凉就不易消化，容易产生腹泻。另外，人体内的肠子也和自然时序相呼应，表现为热胀冷缩。一遇冷，肠子会收缩，严重时还会产生痉挛，结果食物还没吸收便被排泄掉了，从而造成腹泻。

# 中医自修堂

## "秋冻"有节：不畏惧，不盲目

中医四季养生里有个说法叫"春捂秋冻"。意思是春天厚衣服要脱得晚一点，多捂一捂，以免受凉；秋天则相反，厚衣服要晚点穿，可以适当冻一冻，让身体逐渐适应寒冷的刺激，增强机体抵抗力，为深秋和冬天做准备。

但是，春捂秋冻不是绝对的。对不同的人群、人体的不同部位，都应区别对待。盲目秋冻只会把身体冻坏。像不少人每天忙于工作，很辛苦，已经属于"伤精耗气"的人群，经常容易感冒，他们就不太适合秋冻。即便是身体很强壮的年轻人，如果秋冻的时机和方法不当，也容易生病。像之前网上流行的"冰桶挑战"，虽然出发点很好，但一整桶冰水从头顶直接浇下去，再好的体质也容易出问题。夏天还好，秋冬天要是来一次冰桶挑战，那第二天人基本就要病倒了。

秋冬时节，天地阳气收敛，气温不断下降，和大自然相应的人体气血也开始收敛。这种情况下，最基本的物理定律"热胀冷缩"便会让冰桶挑战变成危险游戏。本身有高血压或其他基础慢性病的人遭到这种突然的冰冷刺激，身体就会出大问题——血管崩裂也是可能的。血管受冰水刺激，一收缩，血压蹿升，原本脑血管就有动脉粥样硬化问题的人，其脆弱的脑血管就会被陡升的血压所冲破，造成急性脑出血，也就是我们常说的脑中风。

还有些小伙子习惯了秋凉，等到深秋时节还坚持穿单衣，以为这是健康的表现，结果只能是自损元气。

对特殊人群来说，秋天不宜贪凉，但一些有益身心的户外运动还是应该坚持一下。中老年人没事聚在一起跳跳舞就比较合适，但需要注意的是：首先，跳舞的地方一定要平坦。中老年骨质渐渐疏松，最怕摔跤，一摔就容易

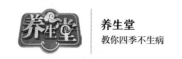

造成骨折；其次，运动量不要太大，感觉到身体"潮乎乎"的，有点热，微微出汗即可，不要过于兴奋，以免劳损身心。

## 千金良方

## "三宝"加"五白"，让秋燥不再

对于这种"形寒饮冷"的情况，首先为大家推荐三个"法宝"。

### 长寿之宝：萝卜

第一个"法宝"：萝卜。也许很多人会奇怪，萝卜这种满大街都有的食物，怎么会是法宝呢？您别说，对特定的人群来说，它就是秋天去燥养肺的法宝。

萝卜汁液柔润，水分很足，而且闻起来有一种清香的味道，是医家推荐的养生佳品。民间流传着"冬吃萝卜夏吃姜，一年四季保安康"的说法。李时珍在《本草纲目》也对萝卜推崇有加，称它为"蔬中之最有利益者"。我国不少著名长寿乡的长寿老人在生活习惯上往往就有一条：爱吃萝卜。

吃萝卜时，不少人会削皮去须，只吃中间的部分，其实从营养上来说，这是很浪费的吃法。首先是萝卜皮，大部分人削去萝卜皮是因为它很辣，但秋季养肺，需要吃一点辛辣的食物。

中医理论认为，食物的味道与人体脏腑的健康密切相关，故有"五味入五脏"一说。《黄帝内经》里就明确写道："五味各走其所喜，谷味酸，先走肝；谷味苦，先走心；谷味甘，先走脾；谷味辛，先走肺；谷味咸，先走肾。"由此可见，具有发散、行气作用的辛味正是秋天理肺疏气的"秘密武器"。

而且，萝卜皮里还有非常丰富的芥辣素，能刺激肠胃蠕动，起到开胃的作用。不过，这种芥辣素是一种挥发油，如果把萝卜连皮一起放锅里煮，就会使芥辣素挥发掉。所以，吃萝卜时最好把萝卜皮切下来凉拌吃。

其次是萝卜须，它含有非常丰富的膳食纤维，入药时具有润肠通便的功效。另外，由于它属于萝卜根部，也就是其生命力最旺盛的地方，所以我们的祖先常把它和白菜根、香菜根等放在一起煮着喝，用来预防感冒。

还有萝卜籽，也是很有营养的。萝卜籽在中医里被称为莱菔子，很多中药名方里都有它的身影。像秋季润肺祛痰的名方"三子养亲汤"里就用到了莱菔子。

需要注意的是，萝卜虽好，但脾虚易腹泻的人最好不要吃。

## 营养之宝：白菜

白菜营养丰富，被称为"百菜之王"。在我国北方冬天，它更是餐桌上必不可少的食物，故又有"冬日白菜美如笋"之说。在中医理论中，白菜性温，味甘，微辛，有清热解毒、消肿止痛、调和肠胃等功效。

白菜切开后会有一股非常清淡的辣味，说明它也有辛味，有益肺的效果。白菜根在中药当中就属于药食同源，具有非常好的发汗作用。我们在感冒初起的时候——尤其是风寒感冒，可以单煮白菜根饮用，能起到发散风寒的效果。凉燥时节，人就很容易感冒，这时将白菜根切碎，煮一碗甜中带辣的菜根汤，既能增益肺气的升发肃降作用，也能散寒治感冒，一举多得。不过，白菜根不宜煮得过久，因为它里面也有挥发油的成分，煮的时间太久营养价值会下降。

除了白菜根，常被扔掉的白菜帮子其实对身体也有很多益处。白菜帮子虽然难嚼，但含有丰富的膳食纤维，有润肠通便的功效。把它和其他一些中药食材合用，如前面提到的萝卜籽，会让效果倍增。

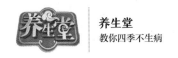

## 能量之宝：豆腐

有句俗话叫："白菜豆腐保平安。"白菜被称为"秋天之宝"，豆腐自然也有其独特的妙处。

豆腐不仅是味美的食物，还是裨益良多的保健品。五代时人们就称它为"小宰羊"，认为豆腐的营养价值可与羊肉相提并论。中医理论认为，豆腐味甘，性平，偏甘寒，具有很好的润燥作用。现代营养学也证实，豆腐确实营养丰富，尤其是蛋白质，每100克豆腐中含蛋白质74克。豆腐的钙含量也很丰富，2小块豆腐就可以满足人一天的钙质需求。所以，豆腐又有"植物肉"的美称。

另外，豆腐的原材料大豆里含有丰富的大豆异黄酮。大豆异黄酮是一种植物性雌激素，对女性很有益处，可以帮助其调节内分泌，并在一定程度上延缓衰老。

## 润燥五白羹

除了"三宝"，秋季去燥还可以选择"五白"。

中医有"五色补五脏"之说，意思是不同颜色的食物，其养生保健的功效也是不同的。一般来说，白色润肺，黄色益脾胃，红色补心，绿色养肝，黑色补肾。所谓"五白"，就是五种润肺的白色食物：银耳、百合、雪梨、川贝粉、冰糖。

银耳营养丰富，属于"长生食品"；百合养阴、入肺又能安神；雪梨滋阴润肺；川贝粉和冰糖也都对肺脏有所裨益。这五样食物合在一起，就是一道美味的润燥五白羹。

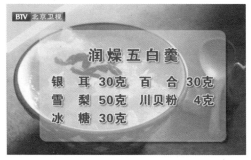

润燥五白羹的材料构成

润燥五白羹的做法很简单，每样食材选取适量，洗干净后放入锅里，加适量水小火慢炖至熟即可。

如果有咳嗽吐痰，又带点肺热、肺阴虚的患者，可以选用这款羹作为食疗。如果并非肺里燥热，而是嗓子有点干、有点疼，可以把川贝粉换成桔梗，因为桔梗有清咽利喉的作用，可治嗓子疼。

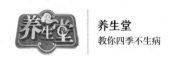

# 温凉有别，
# 切勿滥用秋梨膏

很多关注养生的人应该都听说过秋梨膏，其润肺止咳、生津利咽的效果出众，被视为秋季润燥护肺的佳品。但和其他传统中医名方一样，秋梨膏也有自己的适用范围，要因人、因症状而异。没有一种药是人人皆宜的，这也是我们学习养生知识的意义所在。

## 健康候诊室

### 秋梨膏适合所有人吗

刘婧："暑去秋来，天气虽然日渐凉爽，但烦人的'秋燥'也随之而来。"

张晋："是的，秋天确实太干燥了。我们很多人早上醒来的时候会觉得嗓子里干干的，甚至还有点咳嗽，这就是秋燥的典型症状之一。"

刘婧："张主任，我印象中有人跟我说过秋燥的时候，如果咳嗽的话，吃一点秋梨膏是最好的。"

张晋："确实，秋梨膏是一个很好的东西，它尝起来醇和爽口，也的确有不错的祛燥效果。但是秋梨膏并不是人人都适用的。"

刘婧："秋梨膏还有不宜人群吗？如果用得不对，会怎么样呢？"

张晋："是的，没有一种'灵丹妙药'是所有人都适宜的。秋梨膏用得不对的话，秋燥症状不仅不会好转，反而会加重！"

刘婧："那秋梨膏到底对什么样的人是有用的？对什么样的人是没用，甚至有害的呢？"

张晋："秋梨膏偏凉，其主要作用是'润'，因此多被用来对付温燥——尤其是温燥早期阶段。"

刘婧："这么一说我就明白了，秋燥有温、凉之分，凉燥是不适合用秋梨膏的。"

## 名医会诊

**张晋** | 中国中医科学院西苑医院治未病中心主任

### 先分温凉，再择良药

错饮秋梨膏，腹泻逃不了

秋梨膏是我们熟知的润秋燥饮剂，但有些人吃了它却会腹泻不止。究竟是药不对症，还是燥邪太盛呢？先来看我接诊过的一个真实案例：

那天门诊来了一位患者，他说嗓子不舒服、咳嗽，同时还有较严重的腹痛腹泻。我仔细一看，他面色发黄，且无精打采——在中医里，这叫"精气神"不足。我问他是否吃了什么不干净的食物，他认真回忆后肯定地说："没有。"

我让他再仔细回忆一下，不局限于食物。他这才想起：前两天感冒受凉后，嗓子干涩疼痛，一说话就咳嗽，但第二天还要参加一个活动，需要主持发言，就从家里找出了传统的秋梨膏。为了快速见效，他一晚上就把一瓶秋梨膏全喝了。结果当天晚上他肚子就开始疼，大便不成形，上了好多趟厕所。

这位患者饮用的是传统配方、质量很好的秋梨膏，为何会出现类似"食

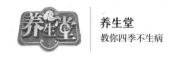

物中毒"的症状呢？原来，他属于典型的脾胃虚寒体质：脸色萎黄，舌苔、舌质都是淡淡的，脉象也无力。脾胃虚寒者平时就不怎么能吃生冷的东西，稍微吃多点就会腹泻。他一次将一整瓶偏凉的秋梨膏喝下去，自然就会出现严重的腹泻。

## 秋养收，温凉要分好

大部分人以为"燥"字带"火"，秋燥便只有温燥一种。因此秋季出现嗓子疼、咳嗽等症状后，往往会不加区分地选择秋梨膏等润燥饮剂。殊不知，秋燥分温凉，秋分之后，天气转凉，秋燥便以凉燥为主。尤其是"露气寒冷，将凝结也"的寒露之后，天气愈发寒凉，万物逐渐萧落，此时人体阳气慢慢开始收敛，这就是秋季需要"养收"的原因。

《黄帝内经》对"秋季养收"的解释和建议："秋三月，此谓容平，天气以急，地气以明。早卧早起，与鸡俱兴，使志安宁，以缓秋刑，收敛神气，使秋气平，无外其志，使肺气清。此秋气之应，养收之道也。"意思是在农历七月、八月、九月这三个月里，天地之气降大于升，收敛甚于生发，人也要随着季节变化而改变自己的作息习惯，早睡早起，同时保持精神安宁。

同时，由于人体五脏中肺对应秋，肺气与金秋之气相应，此时秋燥之气易侵犯人体而伤肺，若调养不当，就会出现咽干、鼻燥、咳嗽等秋燥症状。因此，我们不应等到肺气已经受损再调理，而是在寒露前后便要多加注意润肺祛燥，例如多食用芝麻、糯米、粳米、蜂蜜、乳制品等柔润食物，并少食辣椒、生姜、葱、蒜等辛辣食物。

中医自修堂

## 古方秋梨蜜膏

　　根据《本草求源》记载，古方秋梨蜜膏的主材料是秋梨。秋梨既是食物也是药物，有滋阴润肺之效。其次是生地和麦冬。生地和麦冬是两种非常好的滋阴之物，尤其是滋肺肾之阴功效明显。生地还有凉血的作用。然后是川贝和葛根。川贝的作用是润肺止渴，对肺很好。葛根则是生津润燥的佳品。需要注意的是，古方里的葛根用的是干葛，而不是我们常说的白色块状的粉葛。干葛升提的作用更强，主要用于止泻。粉葛含水量更多，滋阴的作用更好，主要用于润燥生津。

　　蜂蜜大家都知道，是一种既养血又滋润的秋季养生佳品，因此古方秋梨蜜膏里自然少不了蜂蜜。除了蜂蜜，萝卜的作用也不可替代。萝卜是顺气的，它可以收敛肺气，对秋燥咳嗽有不错的治疗效果。还有一样材料并不常见，那就是藕节。通常我们做菜时都会把藕节扔掉，但它其实有非常好的止血收敛作用。如果是较严重的痰中带血症状，可以用藕节来调理，效果很好。以上材料都是偏凉的，以养阴为主，最后一味姜汁则是温润的，可以中和上述材料的凉性，达到和胃的目的。

古方秋梨蜜膏的材料构成

　　了解古方秋梨蜜膏等传统名方的材料构成及功效，并不是鼓励大家自行制作中医滋补药膳，而是帮助大家对传统中医理论和中医常用药材有更多了解，方便在身体出现小毛病时对症处理，以免耽误病情，甚至因选错滋补品而加重病情。

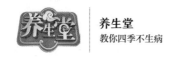
## 千金良方

### 自制秋梨饮，润肺益身心

古方秋梨蜜膏虽好，但对普通人而言，其制作太过麻烦，尤其是材料中的干葛、粉葛又不易区分。所以，这里教大家制作一个简单易学的秋季润燥饮品——秋梨饮。

### 小食材，大功效

首先需要准备的是鸭梨。我们把鸭梨的"核"和"把"去掉，留下果皮和果肉。因为梨皮有非常好的滋阴润肺效果，很有药用价值，有一道经典的方子——沙参梨皮汤，其中主要的材料就是梨皮。梨肉营养丰富，有"全方位的健康水果"之称，而且其味道酸甜可口，将梨肉切成小薄片煮秋梨饮，很容易出味道。秋梨饮一般一人用一个梨就够了，如果想多喝几顿，或者您是偏温热的体质，那可以放两个梨，再多放一点水。

其次要选用的食材是莲藕。莲藕含有丰富的钙、磷、铁及多种维生素，对缺铁性贫血患者颇为有益。而在中医理论看来，肺气主秋，而白色归肺，因此白色的莲藕是秋季养生润肺的佳品。莲藕生食，有清热、润肺、祛瘀的功效。若将鲜莲藕压榨取汁，则效果更佳。古代医家常将鲜藕汁、鲜梨汁、鲜荸荠汁、甘蔗汁混合，用于治疗热病造成的口渴伤阴、焦躁不安。需要注意的是，我们食用莲藕时，千万不要将藕节丢弃。藕节本身就是一味上佳的止血药，其止血收敛作用甚至强于莲藕。秋梨饮里需要用到250克含藕节的鲜藕，洗净切成薄片即可。

然后要用到的是大枣。大枣又名红枣，其维生素含量非常高，有"天然维生素丸"之称。中医则认为，大枣具有补中益气、养血安神、健脾益胃等功能，滋补功效比较全面。秋梨饮中使用大枣，主要是因为它味甘性温，可以中和梨和藕的凉性。秋梨饮中通常只需要 10~20 克大枣（7 颗左右），但具体要根据每个人的体质和当时的燥气性质、严重程度来定。如果到了咳血的地步，大枣就要少放了。需要注意的是，使用大枣时要采用中医常说的"破八瓣"，即将大枣掰成八瓣，这样方便煮出其营养成分。

最后要用到的是冰糖。冰糖本身偏凉一些，也有润肺的作用。冰糖应根据每个人的具体情况来使用，比如喜欢吃甜的，可以多加一点，尤其是小孩。小孩若是脾胃不好，但喜欢吃甜的，就可以多加一点冰糖，因为它还有一定的润脾作用。但是，糖尿病患者就不能多加冰糖了。正常情况下，根据口感加 3~5 块即可。

秋梨饮的制作很简单，水开后将上述几样食材（1 个梨，带皮；250 克藕片，带藕节；7 颗大枣；4 块冰糖）放入，再煮 15 钟左右即可。水的用量以没过食材为宜，后期可以再添水泡一泡；也可以一次多加点水，足够喝一天。

## 哪些人宜用秋梨饮

前面我们提到，秋季润燥分温凉，还要因人、因症状而异。那么，我们怎样判断自己是否可以食用针对温燥的秋梨饮呢？

首先看嗓子。因为有"燥"，所以嗓子会干涩发痒，想咳嗽，咳起来也是干干的，有点冒火的感觉。严重时要咳上一阵才能缓解，久咳往往会导致胸痛，严重者还会导致血脉受损，痰中带血，即我们常说的咳血。这是温燥严重的情况下才会产生的"燥伤血络"。同时，温燥咳嗽时通常痰不多，以干咳少痰为主，有痰也以黄色为主。

其次是舌苔。因为受温燥影响，舌苔通常会是黄色的，而且很干，有点上火的感觉。

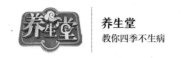

最后看全身。同样因为受温燥影响，身体会有"发热流汗"的感觉。

除了被温燥侵袭后根据症状判断，还可以根据自己的生活习惯提前预警。我们常说有些人会"二八月乱穿衣"，意思是农历二月和八月天气反复无常，忽冷忽热，很多人一不小心就会因为穿衣不当而感冒。大部分人以为感冒是单纯感染风寒引起的，其实在秋天，感冒的起因也可能是因为温燥产生内热所致。

我曾接诊过这样一位患者：他形容自己咳嗽咽痛，咳嗽带着黄痰，平常还有点怕冷，是典型的温燥症状。经过询问，他坦言自己几天前为了"贴秋膘"，狠狠吃了一顿羊肉。原来，正是因为进食太多羊肉，产生了内热。内热在往外发散时，皮肤的腠理就会松开，这个时候就很容易受到风寒的侵袭，患上外感风寒感冒了。需要注意的是，这种感冒，风寒入体后会"入里化热"，引起温燥性质的干咳、黄痰等症状。这种性质的患者就比较适合使用秋梨膏，或自制的秋梨饮。

总结起来，秋梨饮的主要作用是清润化痰、滋阴润肺，主要适用于干咳少痰、咽痛痰黄、胸痛、痰中带血、舌干苔黄、体热有汗等有温燥症状的人，而对于不喜凉物、脾胃不适以及寒热错杂体质的人则不太适合。另外，对糖尿病患者也不推荐此品，他们可以煮单纯的藕汁饮用。

# 秋补脾和胃，
# 肿瘤康复事半功倍

俗话说，"一夏无病三分虚"，这个"虚"有很多种，包括脾虚、胃虚和气虚。"虚"主要是因为人的作息、饮食没有应和天气的变化。处暑时节，天气虽然早晚凉爽，但仍有"秋老虎"肆虐，人很自然就会倦怠、乏力，此时若不及时休憩、调理，就容易导致脾虚、胃虚和气虚。脾胃虚弱对健康人来说已经很难受，对术后康复者而言就更致命了。正所谓"虚不胜补"，在术后患者急需滋补的时候，脾胃却无法正常运作，此时强行滋补只会加重脾胃负担，延缓康复进程。

## 健康候诊室

### 秋养，一碗面就够了吗

悦悦："哎呀，王导！您来就来吧，还带什么东西？太客气了！"

王为念："这么多年了，我一直希望能跟悦悦同台主持节目。今天终于梦想成真了，哪能空手来呢？"

悦悦："您也太破费了！看这包装应该很贵吧，里面装的是……"

王为念："是从国贸三期旁边的一个小饭店买的——炸酱面。"

悦悦："您弄了那么大一盒子，结果就掏出这么一小碗面？"

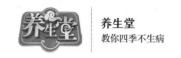

养生堂
教你四季不生病

王为念："你别小看了这碗炸酱面，它可是我们秋季健脾养胃的法宝！悦悦，你没发现我现在越活越年轻吗？这就是拜它所赐！"

悦悦："吃炸酱面还能返老还童了？"

王为念："吃过炸酱面的人都知道，这炸酱面里的酱是特别关键的。我吃的这款炸酱面，里面的酱料可是国家级名老中医——周平安老先生特制的。周老术后就用它来进行自我调理，身体很快就恢复了。"

悦悦："常看我们节目的观众都知道周老，他不仅是享受国务院政府特殊津贴的国家级名老中医，也是一位资深的'抗癌斗士'。周老本身罹患食管癌，却在近十年的抗癌斗争之余，坚持每周出诊，救治病患。"

王为念："是的，周老的医术和医德都堪称我们的典范。难能可贵的是，周老每次在《养生堂》节目中出现，都精气神倍足。现在我要告诉大家的是，周老的这种精气神就和这款特制的酱料密切相关。"

## 名医会诊

**周平安** ｜ 国家级名老中医
北京中医药大学东方医院主任医师
**姜苗** ｜ 北京中医药大学东直门医院副主任医师

### 秋养脾胃，既是养生也是养病
脾胃虚弱？秋天及时补养

对肿瘤康复患者来说，"虚"是最不好的，尤其是脾胃虚弱，因为这样会导致营养吸收不良，严重影响身体康复。我国民间一直有"秋季进补"的习俗，为的就是对抗这个"虚"。但后来很多人光知道"补"，却不知道主要补什么。我们首先要补养的，就是脾和胃。

脾，《黄帝内经》称之为"谏议之官"，它是我们的"后天之本"，主要由它的"运化"作用来体现。脾主要负责运化水谷精微——也就是人体消化吸收的营养物质。当饮食入体，经胃腐熟后，由脾负责"散精"和"升清"，将食物的精微部分通过经络上输于肺，而后再输布全身，以供各个组织器官需要。如果脾运化水谷精微的功能失常，气血化源不足，就容易出现肌肉消瘦、四肢倦怠等虚证，严重的还会引起气血衰弱。

胃，《黄帝内经》称其为"仓廪之官"，它是其他脏腑的营养来源。华佗在《中藏经》里也强调："胃气壮，则五脏六腑皆壮也。"胃作为"水谷之海"，它最主要的功能是接纳水谷并加以腐熟，最后经由脾脏运化给身体其他器官。大家都知道，养胃需要先养"胃气"。所谓"胃气"，在中医理论中泛指以胃肠为主的消化功能。对正常人来说，胃气充盈是机体健康的体现；对患者而言，胃气则影响其康复能力。

秋养脾胃，既是对夏季损耗的及时弥补，也是为冬季贮存体能、积蓄营养的必要手段，更是无数患者术后康复的首要养生重点。

## 肿瘤康复，吃多吃少都不对

我在 2006 年 5 月份做了食管癌手术，如今 10 年过去了，身体依然十分健康。我总结的抗癌秘诀就是：要有"菩萨心肠"。为什么单提"心"和"肠"，却不提肾，不提胆？这是因为对肿瘤患者而言，术后康复最重要的两个方面就是情绪和消化。

"心"指心情、情绪。对广大患者，尤其是罹患晚期肿瘤者，一定要保持健康的心态、平和的心境。"肠"指的是肠胃。晚期肿瘤患者、肿瘤术后康复者以及久病体虚者，首先要解决的调理难题就是如何吃得好，吃得健康。在吃上，很多肿瘤术后康复者容易陷入两种极端：一是盲目滋补，想吃什么吃什么，能吃多少吃多少；二是过于清淡，不食油腻，不沾荤腥。其实，这两者都不可取。

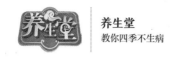
首先，术后我们的脾胃比较"娇弱"，还未恢复到最佳状态，这时大补只会加重脾胃的工作负担，影响营养的吸收，反而延缓了身体的正常恢复。先来看一个我接诊过的真实案例。

50岁的王女士做完肺癌手术以后需要恢复，医生原来给她开的滋补方子由40多味药构成：人参、鹿茸、鹿角胶等。虽然都是抗肿瘤的良药，但每一味药量都很大，合在一起滋补过了头。她喝了几次后，就胃胀得什么都吃不下，渐渐连正常的食欲也没有了，最后药也喝不下去了。后来她找到我，我给她开了一个偏清淡的脾胃滋补方，也就是前面王导介绍过的"秋养特制酱料"，很快她胃口变好了，恢复食欲，精神状态也随之好转。

将大补的药凑一起来进行术后调理，可以说是一种"笨方法"。不过，术后恢复也不能过于清淡。这一点，我的学生、北京中医药大学东直门医院副主任医师姜苗深有体会。

大学二年级时，姜苗在中日友好医院见习，临床遇到一位著名电影演员的夫人。肿瘤晚期的她忌口忌得很厉害，医生建议她进行适当滋补，她却严格按照民间所谓"发物一定要忌"的饮食原则，不但不吃海鲜、牛羊肉，连黑木耳、蘑菇，甚至鸡蛋都不吃，牛奶也不喝。所以她的营养状况非常差，若她继续这样坚持下去，身体状况就会急转直下。她当时留给姜苗的印象就是四个字：形销骨立。

因此，过于"放纵"和过于"禁欲"的饮食原则都不是我们所提倡的。如果发现自己术后身体愈发臃肿或愈发干瘪，那就要注意了，应当在饮食上及时做出适当的调整。

我食管癌术后恢复，既没有选择鹿茸、虫草来滋补，也没有清汤寡水、蔬菜果腹。我最爱麻酱面，自制的麻酱加上爽口的面条，再配上适量的绿叶蔬菜，就是很好的调理食物了。听起来很简单，其实它揭示了中医一个非常重要的理论，叫做"胃以喜为补"。

我手术以后，我的一个博士毕业生从美国回来看我，给我带了很好的美国奶粉，帮我补充蛋白质。虽然我不喜欢喝奶粉，但我也知道术后是需要补充营养的，就在粥里面加了一小勺奶粉，结果喝了两口就感到恶心，实在吃不下去。所以说，胃不"喜"的东西，很难让"补"的效果达到最佳，有时甚至会南辕北辙。

## 中医自修堂

### 胃以喜为补，会吃才健康

现代医学提倡的"营养平衡"，其实中医很早便有过详细的论述，《黄帝内经》里就建议大家"五谷为养，五果为助，五畜为益，五菜为充，气味合而服之，以补精益气"。在强调摄取食物多样性的同时，《黄帝内经》还指出不同的食物有不同的性味，它们归属于不同的脏腑，这就是"五味入胃，各归所喜"。后来，清代名医叶天士在《临证指南医案》中将其正式总结为"胃以喜为补"理论。

食补的关键不在"补"，而在于"对味"，这就是我们常说的："药不在贵，对症则灵；食不在补，适口为珍。"所以，术后患者的康复饮食在医生指导的大原则下不应过分自我限制，这也忌口，那也不能吃，只会使患者无所适，从而渐渐胃口索然，最终造成营养摄入不足，延缓康复进程。

现代著名的中医蒲辅周先生曾遇到过一个比较极端的例子。有一位患者已经80多岁了，突然发热之后又长了褥疮，身体状况很快便越来越差，最终导致水米不入，形容枯槁。家属觉得老人这种样子相当于半只脚已经踏进了坟墓，便开始准备后事，连棺木都买好了。蒲辅周询问了他的生活喜好，得知他原先一直喜欢喝茶，生病后喝水便吐，于是也就没有再沾茶水。蒲辅周想了想，用二钱龙井茶熬水让他去喝，结果他不但不吐，反而慢慢有了一点食欲，可以吃

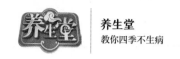

东西了。就这样调理了两个月的时间，一个行将就木的患者居然最终恢复了健康。

大家应该都有类似的经验，有些食物非常有营养，是很好的补品，但你就是不爱吃，如果强迫让你吃下去，你会十分难受，甚至有呕吐的反应。其实，"胃以喜为补"并非中医专有的理论，现代医学也支持这种养生观点。美国有研究表明，人体肠道菌群的细菌数量是人体正常细胞数量的 100 倍以上，所以菌群在很大程度上能够决定人体的内分泌和代谢，它们还和很多重要脏器的活动密切相关。而且研究人员发现了一个非常有趣的现象：如果是我们自己喜欢的食物也被菌群喜欢，那么它们会产生一些很"欣快"的感觉，更加活跃，能促进人体机能的恢复速度。

归根结底，健康的人体都处在一种稳定的"动态平衡"中，因此不论中医西医，都强调饮食上的"营养平衡"。养生之道重在平衡，自然、和谐是最重要的，它要求我们在制定医疗方案时必须适应人体自身的规律。因此，"胃以喜为补"逐渐成为中医调理脾胃以及治疗肿瘤晚期患者时遵循的一个重要原则。

当然，强调"胃以喜为补"不是让大家"想吃什么就吃什么"，这是两个截然不同的概念。很多疾病有严格的忌口，这是必须遵循的。在此基础上，才可以考虑根据自己的口味选择适合自己的滋补之品。

## 千金良方

### 可口又营养的特制麻酱

前面提到周老用来术后康复的麻酱面，里面有他特制的酱料。这种酱料，就是秋养脾胃的好东西。其实，这种滋补酱料的构成并不复杂，它的主要原料就是麻酱、大蒜、食盐和醋。

这款特制酱料可谓"五味俱全"：麻酱是甘味、蒜是辛味、盐是咸味、醋是酸味，加上麻酱在制作过程中需要炒熟，自然带了一点焦糊味，算是苦味。这五种味道彼此牵制，辛而不辣，甜而不腻，口感很好。

这款特制麻酱味道好，为何还有神奇的秋养功效呢？

首先来看麻酱。从前有外国人到中国来考察，发现有些幼儿园里的孩子因为条件所限，平时只吃麻酱做的麻酱花卷、麻酱烙饼，而肉食、蔬菜则摄入不足，但让他们意外的是，这些孩子都发育得很好。原来，麻酱可是"四高"食物：高钙、高铁、高蛋白和高亚油酸。尤其是麻酱的含钙量，比豆类还高，仅次于虾皮。

其次是大蒜。肺在五味中对应的是辛味，大蒜就是辛味的食物。另外大蒜是白色的，也符合"白色入肺"的"五色入五脏"理论。现代医学研究也表明，大蒜里含有很好的植物抗生素，对各种感染有不错的防治效果。同时，大蒜还有防癌和治疗消化道肿瘤的作用。对肿瘤术后患者而言，大蒜既能防复发，又有一定的治疗作用，是非常有益的。

盐和醋也有各自的营养价值，用这款特制麻酱来配面食用再好不过了。总结来说，这款特制麻酱里头有糖，有脂肪，有蛋白质，有维生素，有矿物质，看着是一款再普通不过的食物，实际上却对术后的肿瘤患者有很好的滋补作用。

这款特制麻酱的制作方法也很简单：大蒜捣汁，捣大蒜的时候要适量加点盐和醋，再混入麻酱中即可。如果麻酱特别稠，可以拿一点香油调稀。食用方法也很简单，可以用来拌面或者蘸食。

# 秋季调神，
# 给每天一个好心情

古人认为，在人体各有形有质的组织之上，还有一个高级的、无形无质的"存在"统摄、主持着一切，这就是"神"。《素问·移精变气论》里说，"得神者昌，失神者亡"，就是在强调"神"对我们身体健康的重要性。后世中医也将"调神"作为养生的重要原则之一，尤其是燥气当令的秋天，更需要在精神上自我调理，切莫为一时烦恼抑郁，而损害了身体健康。

## 健康候诊室

### 《弟子规》里的秋养原则

刘婧："今天的开场嘉宾是我的好朋友李然，他平时特别爱看书，可谓博学多才，尤其精通古文。"

李然："你到底想说什么？把我捧得这么高，后面肯定是个大坑！"

刘婧："你想多了，主要是我今天看到一句古文，不明白是什么意思，想请教一下你。"

李然："就是屏幕上这句么？'己有能，勿自私；人所能，勿轻訾。'《弟

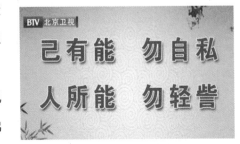

子规》嘛，我知道。前半句很简单，就是说如果你有能力、有本事，别藏着掖着，拿出来帮助大家，或者分享一下经验，别自私。"

刘婧："上半句我也懂，那下半句是什么意思呢？"

李然："我猜就是别人要有能力的话，自己要重视，跟人家学学，别一上来就轻视人家。"

刘婧："李然啊李然，你读古文都靠猜吗？"

李然："猜错了你能拿我怎么着？"

刘婧："哈哈，你这个心态倒是很符合我们今天要说的主题。首先呢，这几句话我不是从《弟子规》上抄的，而是从一位三甲医院院长的朋友圈摘下来的。下面有请国家级名老中医，首都医科大学中医药学院院长王莒生以及首都医科大学中医药学院副院长车念聪教授，让两位院长给大家解释一下这句话的准确意思。"

王莒生："大家好！其实李然的解释已经很好了，简单说就是：自己有能力不要自私，要分享；别人有能力不要嫉妒，要欣赏。"

车念聪："是的，这不仅是为人处世的一个基本要求，也是秋季养生的一个重要原则。"

刘婧："不自私、不嫉妒怎么还成了养生的重要原则了？"

王莒生："养生离不开养神，尤其是燥气当令的秋天，更需要清心调神，否则再好的补品吃下去也是事倍功半。"

## 名医会诊

**王莒生** | 国家级名老中医
首都医科大学中医药学院院长

**车念聪** | 首都医科大学中医药学院副院长

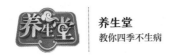

## 好心情是健康的基石

### 读好书，胜似吃补品

秋高气爽的时候，读读《弟子规》等经典著作既可以丰富学识，又能够修养身心。以我们医生自己为例，接诊时经常会遇到很多"健谈"的患者，一个病可以从 20 年前说起，一直聊到最近生活哪里不如意。这时候医生心里其实是比较着急的，一来他说的很多东西与病情基本无关，二来后面还有不少候诊的患者。但这种着急其实对解决问题并无益处。通过每日阅读以及思考，我渐渐领悟到：要想当个好医生，不仅要能看见他身上哪里"痛"，还要能听见他心中哪里"痒"。有的时候，患者琐碎的言谈细节中就隐藏着病情的关键。

得益于这份愿意倾听别人的耐心，不仅提高了看病的速度、成功率，也让自己保持了一个好身体，可以有机会为更多的患者诊治。从这点来说，建议大家都读读《弟子规》等经典国学著作，尤其是燥气当令，容易让人心烦意乱的秋天，静下心来读几页好书，对我们的生活、工作和心情都会有帮助。

大家普遍认为读书的目的是"修身养性"，而在中医看来，静心读书时，人养的其实是"神"。中医养生，主要就是两个方面：一是调养我们的身体，即"调形"，也叫养形；二是调养我们的心神，即"调神"，也可称为养心。现代医学中也有很多案例表明：病理的心态，很大程度上都会产生病理的状态。这种状态下即便能活到 100 岁，也至少有 50 年是病卧在床，极度缺乏生活质量。只有形神相统一，才能保证健康无恙。

### 平和心，值千金

关于心态对人体健康的影响，有一部纪录片很值得我们深思。

研究人员调查了三千名身体健康的百岁老人，结果发现他们身上有一种共同的"百岁老人精神"，它大致有五个特点：第一个是积极的态度；第二个是对生活的热爱，包括幽默感；第三个是一种坚强的精神支柱；第四个是个人勇气；第五个尤为重要，是在每一个生活的转折期放宽心，坦然接受失败、挫折、衰老等生活中的各种得失变化，不让它们成为自己人生的绊脚石。

"百岁老人精神"的第五个特点在中医眼中是很可贵的，我们称之为"平和心"。平和的心态是"调神"的关键：不大悲、不大喜、不大怒。《黄帝内经》有言："阴平阳秘，精神乃治；阴阳离决，精气乃绝。"所谓"阴平阳秘"就是阴阳之间的动态平衡，反应在"调神"上就是心绪平衡，不为外物内情所扰，始终处于平和之境。如果经常大悲、狂喜、暴怒，就会造成"阴阳离决"，精气也随之而绝。没了精气，人自然就不行了。

要想拥有平和心，最简单的做法莫过于"换个角度看问题"，遇事放宽心，尤其在养生上，切忌"自己吓自己"。首都医科大学中医药学院副院长车念聪就曾接诊过这样一个案例。

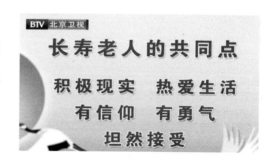

一位来自湖北的男性患者，在找到车副院长之前已经跑遍了北京各大三甲医院，所有该做的检查他都做了。结果各项指标都比较正常，只有肝上有点小毛病：B超显示肝脏上有点颗粒，有点纤维增多。他曾经感染过乙肝病毒，肝脏有损伤。

但这位患者的状态却很焦躁，他声称自己从头到脚都不舒服，不管问什么部位，他都能说出许多似是而非的症状。仔细了解后，车副院长大致推理出了原因：这位患者每去一次医院，每跟医生聊上一次，都会把医生的分析安到自己头上。医生说如果肋部疼痛，有可能是哪个部位

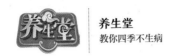
的问题，他马上就觉得自己有肋痛。他还经常在网上搜相关信息，甚至把自己可能患的病列了满满一张纸。所以，最后车院长告诉他："你的毛病不在身上，而在心里。简单来说就是，想得太多了！"

车副院长进一步向他解释道："第一，患者有了问题切忌'自己给自己看病'，因为绝大部分患者对医学知识只是一知半解；第二，你看了各大医院之后，从医生那里记住的都是负面信息，这些信息让你放大了自己的症状，其实你的病很轻。"

这位患者的情况在车副院长以及其他资深医生的诊病生涯中并不鲜见，毕竟，"怕死"是人之常情。但"讳疾忌医"和"自我诊治"都是不可取的，前者会贻误病情，后者则会放大症状。其实，面对身体异样，我们既不该"躲"，当它不存在；也不能捕风捉影，主动往上"凑"症状。最好的做法就是及时就医，听从医生的嘱咐来调理。就像前面这位患者，在听了车副院长的分析后，回去安安心心地吃了一个月的调理药物，所谓的"病情"，很快就消失了。

## 中医自修堂

### 养"生"先养"神"

"养生先养神"是中医基本理论之一，它强调的"调神"在我们日常养生中有重要地位，有种说法叫："药养不如食养，食养不如精养，精养不如神养。"

但这里的"神"具体是指什么呢？是精神还是情绪？

古人认为，人体的各组织都是有形的，但在这些组织之上还有一个高级的、无形的存在统摄、主持着一切，这就是"神"。传统中医借鉴了这种说法，并进行了系统的阐发。光是在中医著作《黄帝内经》中，"神"就至少有四种解释。

| "神"的定义 | 《黄帝内经》原文 |
|---|---|
| 自然运动变化的规律 | 《素问·气交变大论》："天地之动静，神明为之纪。" |
| 生命活动的主宰 | 《灵枢·天年》："失神者死，得神者生也。" |
| 生命活动的外征 | 《素问·移精变气论》："理色脉而通神明。" |
| 人的精神思维活动 | 《素问·八正神明论》："神乎神，耳不闻，目明心开而志先，慧然独悟，口弗能言，俱视独见，适若昏，昭然独明，若风吹云，故曰神。" |

概括而言，《黄帝内经》里的"神"居内即是生命活动的主宰，居外则是生命活动的征象。《素问·宣明五气》指出，"五藏（脏）所藏：心藏神、肺藏魄、肝藏魂、脾藏意、肾藏志。"神统归于心，而心又为诸脏的"君主"，所以心神昌明，则诸脏协调；心神失明，则诸脏功能皆失。这些都体现了"神"在人体内的主宰地位。

秋季养生，首先要养的就是这个主宰一切的"神"。秋天燥气当令，人也容易烦躁不安，另外到了这个季节，人还容易"伤春悲秋"，产生抑郁情绪，心中难舒。这时候就更要注意调神安志。

## 精神内守，病安从来

"精神内守"出自《黄帝内经》，它是我们"秋季调神"最基本、最重要的原则，完整的说法是："恬淡虚无，真气从之，精神内守，病安从来。"这里的"精"和"神"是分开的，"神"前面已有详细解释，"精"则是指我们身体里的精微物质。

要想做到"精神内守"，首先需要遵循自然规律，该吃的时候吃，该睡的时候睡，也就是我们常说的"天人合一"。很多人突然得了白癜风，

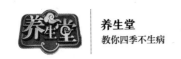

仔细一问才发现：不是刚经历了重要的考试，就是连续加班一个月……
这其实就是巨大的压力和错乱的作息造成的精神"失守"。"天人合一"
最基本的要求就是合理睡眠。其实，不同季节对睡眠的时间要求是不一
样的。

春天我们应该夜卧早起，广步于庭，也就是早上起来去溜达溜达，做
做运动。夏天应该夜卧早起，就是睡得晚一点，起得早一点，这样白天不
会打瞌睡。秋天应该早卧早起，早点睡早点起，"与鸡俱兴"不是说鸡一
打鸣就要起了，古人的时间观念和现代人不太一样，这里的早起以天色微
亮为标准。冬天则应该早卧晚起，早点睡晚点起，并且等天光大亮了再起。
以现代人的时间观念，秋三月最迟23：00就要入眠了，保证"子午觉"。
所谓子午觉，就是每天子时和午时按时入睡，其主要原则是"子时大睡，
午时小憩"。

BTV 北京卫视

**春三月——夜卧早起　广步于庭**
**夏三月——夜卧早起　无厌于日**
**秋三月——早卧早起　与鸡俱兴**
**冬三月——早卧晚起　闭待日光**

——《黄帝内经·四季调神大论篇》

《黄帝内经》里的四季起息要求

其次，我们还要学会掌控自己的身体和欲望。虽说"人之初，性本善"，但是人在成长过程中必然会出现欲望，甚至是贪婪，如果不懂得节制，我们的身体也迟早会被欲望之火燃烬。在生活中，我们很难看见哪个斤斤计较、心胸狭窄或者心事重重、杂念重生的人能够长寿的。

此外，我们还要学会控制自己的情志。中医认为，人的情志一般分
为喜、怒、忧、思、悲、恐和惊，也就是所谓的"七情"。七情本是人
类最基本的几种心理、生理情绪。但若是情太切，就容易伤身、伤神了。
《素问·阴阳应象大论》中就说道，"怒伤肝""喜伤心""思伤脾""忧

伤肺""恐伤肾"，这表明七情过激可直接影响内脏生理功能，进而产生各种病理变化。

| 情志与脏腑关系 | 易患病症 |
|---|---|
| 喜伤心 | 心悸、失眠、健忘等 |
| 怒伤肝 | 烦躁易怒、头昏目眩等，易诱发高血压、冠心病等 |
| 思伤脾胃 | 食欲不振、形容憔悴、气短、神疲力乏、郁闷不舒 |
| 忧、悲伤肺 | 干咳、气短、音哑及呼吸频率改变 |
| 惊、恐伤肾 | 干扰神经系统，出现耳鸣、耳聋、眩晕等 |

所以，要想做到"精神内守"，具体要求就是在遇事时固摄心神，平复心绪，防止七情过盛，损伤身心。

情绪波动太大，我们的脏腑就会受到不同程度的影响。在临床上，对我们情绪影响最大、最严重的是怒，而怒又伤肝，因此各种肝病便层出不穷。再加上中国本身就是乙肝大国，因此问题就更严重了。乙肝的肝虽然和中医的肝并不完全对应，但其联系也是比较紧密的。另外，中医说肝主风："诸风掉眩，皆属于肝。"这是神经系统的问题。同时肝主疏泄，与西医的内分泌系统疾病密切相关。这几种疾病都是如今临床上最高发的，而他们的病根，或多或少都与情绪控制不佳有关。

很多患者形容自己肝火旺盛，认为自己只是不小心上火而已，其实他们最重要的问题是不能保持平静的心态，动辄发怒，才导致肝火旺盛，表现为口干口苦、头晕目眩、心烦失眠。这也导致中医院的健脾舒肝丸销量极大。

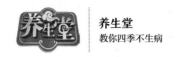
要想控制肝火，就要安定精神，少发怒，少生气。有一位70多岁的老大爷向来脾气急躁易怒，一到夏天，天气燥热时，他的脾气就更差了，身体也跟着出现各种问题。后来有人给他出主意：在墙上挂一幅雪山图，对着它静坐。没想到效果奇佳，老大爷每天下午在雪山图面前坐半个小时，都有神清气爽的感觉，人也平和了不少。其实，这就是情绪对健康的巨大影响，也是中医"精神内守"的妙用之一。

## 千金良方

### 排压三招，清心安神

秋季养生讲究"调神"，现代医学也发现，人的情感活动和心理健康与身体的健康有着十分密切的关系。从某种意义上说，心理精神因素对身体健康的影响更大，甚至超过了生理因素。医生在就诊的患者中发现，一些机能性疾病是由精神、心理因素造成的，如神经官能症、偏头痛、消化不良等，可以称之为心因性疾病。某些器质性疾病，如溃疡病、高血压、冠心病的产生和加重，也与心理因素有着密切的关系。这就要求我们加强对自身情志的调节。

但在日常生活中，压力和恐惧时时处处都在：年轻人害怕经济拮据；中年人害怕身体衰老；老年人害怕疾病死亡。所以，我们都需要及时排解心理压力，以免抑郁成疾。这里为大家介绍三种排压舒心的小妙招。

### 移情

遇到想不开的事，就叫上朋友一起出去游山玩水，拍拍照，聊聊天，吃吃饭……回来后，再大的事都显得不那么重要了。这是很多人都会采用的方法，效果也是立竿见影。还有一些人遇到不高兴的事不吐不快，非得找人说出去，哪怕是不认识的人，也能拉着吐上半小时苦水，这种像倾倒垃圾一样说出心中的不满，也是一种常见的方法。

## 练脑

很多老年人不像年轻人那样可以呼朋唤友，吃顿饭、聊个天就能把情绪调节好。虽说老年人气血渐衰，乐、悲都自然而然地有个限度，不过一旦遇上急火攻心的事，还是容易出大问题。这就需要他们在平时就注意自我调理，尤其是要学会"练脑"。

最简单有效的练脑方式就是说话，语言功能是我们大脑最主要的功能之一。但现在很多老年人都习惯了独处，有时连续好几天都说不上几句话，这时候可以选择对照《新闻联播》进行复述练习，边看边说，自己跟着把《新闻联播》的内容复述一遍。还可以对照《养生堂》节目，把每期嘉宾的内容用自己的语言概括一下，既巩固了养生知识，又锻炼了大脑。

## 梳头

梳头护发是中医养生的重要方法之一，人体内外上下遍布经络，气血也随之通达全身。这些经络或直接汇集于头部，或间接作用于头部，常梳头可以疏通气血，起到滋养和坚固头发、健脑聪耳、散风明目的作用。北宋大文学家苏东坡对梳头促进睡眠有切身体会，他一生起起伏伏，却一直健康长寿。据史书记载，苏东坡每天晚上睡觉之前既要搓脚，也要梳头。尤其是梳头，他曾感慨："梳头百余下，散发卧，熟寝至天明。"说明梳头对助眠很有效果。搓脚、梳头除了可以疏通气血，其实也是把注意力集中到头部、脚部，让我们不再关注烦心事，实际上也有一种移情的原理。

梳头严格说起来也有一定讲究。首先是选择合适的梳子，以牛角梳、木梳等不会产生静电的为佳。梳齿要求疏密适中，且齿端不能太尖。其次是梳

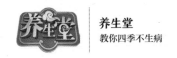

法，要"顺着梳"，贴着头皮，先从头顶顺着头发生长的方向从发根梳到发尾，再略微俯身，从后颈的发根向下梳到发尾。秋季梳头，一般是早晚各一次，每次 10~15 分钟。早上起来梳头是因为人要运动了，阳气升上来了，这个时候梳头能疏通气血，帮助提升精气神；晚上梳头则是助眠安神。

# 第五章

# 冬养藏:
# 补益有道,为健康储蓄资本

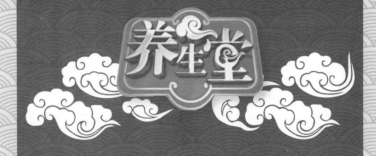

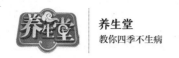

# 冬季气虚?
# 试试冬补第一药

冬季进补是中医四季养生的一个基本原则。正所谓"春生、夏长、秋收、冬藏",人在冬季处于"封藏"时期,此时服用补品、补药,营养物质更易于吸收、蕴蓄,也更容易发挥补益身体的作用。因此,民间有"冬季进补,来年打虎"之说。但是,冬季进补虽有良效,也要选对进补的食物,才能达到理想的效果。

## 健康候诊室

### 冬季滋补,来年打虎

刘婧:"北方的冬天确实太冷,我已经把最厚的羽绒服都翻出来了!今天出门的时候,我妈还问我:'你怎么裹着一个大被子出门?'我回她:'你出门时也得裹!'"

王玉英:"天冷确实是一方面,不过从另一个角度来说,刘婧你也要补一补了。"

刘婧:"我妈也说要给我补一补,不然以我这么弱的身体,估计过两天就得感冒!都说冬季最适合进补,这个理论究竟对不对?如果对,我们又应该补些什么呢?"

王玉英:"冬季进补的说法是没有问题的。有句俗语叫'冬季进补,来年打虎'，意思就是冬天吃得好一点，补充足够的能量，来年我们就可以精神得跟武松一样去景阳冈打虎。"

刘婧："老虎是国家保护的野生动物，还是算了。不过像我们这样工作繁忙的人，还真需要在冬季及时滋补，好有足够的体力迎接来年的工作。"

王玉英："是的。中医认为，春生、夏长、秋收、冬藏。冬天因为天气寒冷，所以要闭藏。这里闭藏的主要是人体的气、血、津、液，等等。这些人体精微物质都应该闭起来藏，减少消耗。另外，如果是身体虚弱的人，这些气、血、津、液还应该加以补充。"

刘婧："不过滋补也要讲究方法，有时补得不够，或者补得不对，往往还会出现下面这些不好的症状。"

王玉英："是的，冬季出现下述症状中的一种或多种，主要是因为我们最需要补充的元气没有补好。气虚的主要表现有：神疲乏力、声低气短、食少便溏、少气懒言、舌淡脉虚等。若是你有上述症状中的几种，就要小心自己是否有元气不足的问题了。"

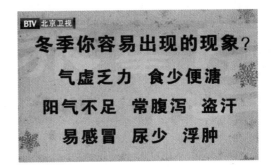

冬季容易出现的现象

名医会诊

**王玉英** | 北京中医药大学教授
主任医师

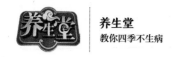

## 补气，是冬补的核心要义

### 你了解中医的"气"吗

冬天最需要补充的就是我们的元气。中医理论著作繁多，内容也多有殊异，但没有哪一本书里没有提到"气"的。"气"历来受到医家的重视，有所谓"人活一口气"之说。《黄帝内经》里也认为：气是宇宙万物的本原，是维持生命正常运转的基本能量和推动力，对人体起着推动、温煦、防御、固摄的作用。《素问·宝命全形论》中就提出："人以天地之气生，四时之法成。"说明人的健康、四季养生的要义，都与气密切相关。

这里所说的气主要有三个来源：第一个是由父母禀赋带来的先天之气，这个更多的被我们称为肾气，也就是一般意义上中国所说的元气；第二个就是脾胃吸收的水谷精气，我们称为后天之气；第三个就是我们呼吸时吸入的大自然的清气，这也是我们总说要呼吸新鲜空气的原因。

气在我们身体里具有十分关键的作用，它对生命活动有重要的推动、温煦、防御、固摄以及气化作用。这也是气被称为"维持生命的基本能量"的重要原因之一。

| | |
|---|---|
| 推动作用 | 气具有激发和推动的作用。人体之气，是不断运动、具有很强活力的精微物质。它周行于全身各脏腑、经络，能激发和促进人体的生长发育，改善脏腑、经络等组织器官的生理功能，推动血液的生成、输布和排泄等 |
| 温煦作用 | 气具有化热、温煦人体的作用。气是人体热量的来源，人的体温需要气的温煦作用来维持；血和津液等液态物质，要依靠气的温煦作用，才能进行正常的循环活动；各脏腑、经络等组织器官的生理功能也需要在气的温煦作用下进行 |

续表

| | |
|---|---|
| 防御作用 | 气具有防御邪气的作用。一方面，气可以抵御外邪的入侵；另一方面，它还可以把邪驱出体外。当气的防御功能正常时，邪气不易侵入，或虽有侵入，也不易发病，即使发病，也易于治愈。反之，当气的防御功能不正常时，机体抵抗邪气的能力就会下降，易染疾病，且病后难愈 |
| 固摄作用 | 气对体内的液态物质，如血液、体液、精液等具有固护、统摄和控制的作用。它能保证血液在脉中正常循行，防止血溢出脉外；控制尿液、唾液、胃液、肠液等的分泌量、排泄量，防止体液丢失；还能固摄精液、防止妄泄等 |
| 气化作用 | 气化，就是通过气的运动而产生的各种变化。简单说来，气化过程就是人体新陈代谢的过程。如果气的气化功能失常，就会影响整个物质代谢过程，如食物的消化吸收，气、血、津液的生成、输布，汗液、尿液和粪便的排泄等，最终导致代谢异常疾病 |

除此之外，气对人体还有一定的营养作用，这主要指脾胃之气具有运化食物、化生水谷精微的作用。

总而言之，"人由气生，凡在万形之中，所保者莫先于元气"。气的盛衰决定着人的机体的盛衰，甚至是生命的长短。元气充足，人的各大脏腑、器官才能够正常运行。若是元气虚衰，人体就像没有了汽油的车子一样，很快就会出各种问题，最后百病丛生，中医称之为"气散则亡"。

所以，我们反复强调：冬天进补首先要进补元气。

## 冬补第一药：黄芪

冬季补气也要从气的三个来源来考虑：首先，肾气是先天之气，已经形成于我们的身体，不易改变。其次，自然界的清气也只能作为辅助项，应多加注意，但不能作为冬补的重要手段。最后是源自五谷精微的脾胃之气，这可以通过饮食来进行滋补，是中医补气的常用手段，也是我们冬补的最佳方

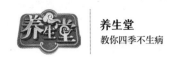
案。世界卫生组织也强调，影响我们身体健康和寿命长短的各种因素中，先天的只占 15%，后天的各种因素，尤其饮食，则占 85%。

在诸多冬季补药里，中医首推黄芪。黄芪自古被视为补气益血的良药，它味甘、性微温，归肺、脾、肝、肾经，具有益气固表、敛汗固脱、利水消肿等功效，适用于治疗气虚乏力、中气下陷等病症。《新唐书》和《旧唐书》中都有这样一则记载。

著名医家许胤宗原本在朝为官，且因为精通脉理而为人熟知。有一次，柳皇后病了：突然中风，口不能言，也不能吃东西。那个时候不像现在可以输液，又不能强迫皇后吃药，御医们都束手无策。这时许胤宗就提出：用大量的黄芪和少量的防风配伍煎成十几壶药汤，放在柳皇后的床下。热气缭绕下，过了大半天，柳皇后就醒了。又经过一段时间的调养，她的身体就完全康复了。

原来，柳皇后已经 60 多岁，血虚气衰，又受了一点风寒之邪，血液循环慢了，所以就得了中风，类似于现在的脑梗。许胤宗就用大补气血的黄芪，以及能驱外风的防风来治疗柳皇后的气血不通，结果收到了奇效。

需要注意的是，黄芪虽好，但不宜过量食用。另外，表实邪盛、气滞湿阻、食积停滞、痈疽初起或溃后热毒尚盛等实证患者，以及阴虚阳亢者，均须禁服黄芪。

## 黄芪的五大功效

作为"冬补第一药"，黄芪有五大功效：补中益气、升阳举陷、补气益卫、利尿消肿和托毒生肌。

**1. 补中益气**。补气是黄芪的基础功效，它不单可以补脾胃之气，也能补肺气、补肾气、补肝气，补全身之气。很多疾病若是伴有气虚的症状，都可以加入适量黄芪来治疗。和同样补气的人参相比，黄芪比较温和。人参是"大补元气"，素有"人参补气第一，三七补血第一"之说，它的力量来得比较猛烈，有"回阳救逆"之效，多用于休克时的急救。平时补气，还是推荐药效平和的黄芪。

**2. 升阳举陷**。升阳就是提升阳气的意思，举陷就是将中气下陷的"陷"给提升起来。中医认为，气在人体中有"升""降""出""入"四种不同的运行方式，这既为各脏腑带去了生理活动所需的精微物质，也为脏腑间的互动提供了稳定的能量和动力。尤其是脾气，它是主升的，只有脾气充足才能达到中医所谓"升清气"的效果，再由心肺将其输布全身。如果脾气不足，往下降，那就容易出现胃下垂、子宫下垂、肾下垂等症，严重的还会导致脱肛、崩漏。因此，中气下陷要用黄芪来升阳举陷。

**3. 补气益卫**。补气很好理解，卫则是指气的另一种——卫气。卫气是运行于脉外的气，属阳，是人体阳气的一部分，所以又被称为"卫阳"。卫气不受脉管的约束，运行于皮肤、肌肉之间，其生理功能主要是护卫肌表、温养脏腑与肌肉。黄芪具有补气益卫的作用，也就是说它不但能补中，还能补外，能提高我们的机体抵抗力和免疫力，减少感冒发生的概率。古代名方玉屏风散里就用到了黄芪的补气益卫的作用，为人体形成一道"玉屏风"，为我们抵挡来自外部的寒邪。

**4. 利尿消肿**。黄芪还有利尿消肿的作用，这个在名医张仲景著的《金匮要略》里提到过，用"防己黄芪汤"来治疗气虚引起的风湿水肿。我父亲在30年前就遇到过这样一个病例。

这位患者是肝硬化腹水，浮肿得很厉害，到中晚期更是肿得不行。我父亲见他体内总蛋白水平非常低，且营养不良，就为他开了一个孙思邈在《千金方》里创制的"千金鲤鱼汤"的食疗方。将重750克左右的大鲤鱼的内脏掏出来并处理干净，加入生姜、黄芪，煮水，然后小量频喝，并配合其他药物治疗。一个月以后，患者的水肿就开始消退了，病情也逐步缓

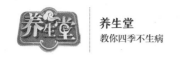

解。当然，他的肝硬化还没有好，但水肿的问题明显解决了。

需要注意的是，黄芪主要用来治疗气虚引起的水肿，不是气虚引起的水肿则不能用。

**5. 托毒生肌。** 气虚容易造成疮疡臃肿，如果身体抵抗力强的话，经过消炎治疗，也就是中医所说的清热解毒，很快就会好。但如果气虚较严重，疮疡溃破了，脓出来了不收口，或者出的脓都是清水，这就需要用到托毒生肌的黄芪来加速疮疡的愈合了。

## 中医自修堂

### 冬养之"冬令进补"

"冬令进补"是中医养生里一个十分重要的概念。中医认为，人类生活在自然界中，人体的生理功能往往随着季节的不同而有所变化，即所谓"天人相应"。自然界的动植物，特别是谷物类植物，有"春生、夏长、秋收、冬藏"的不同。人类到了冬季，也如草木一样处于"封藏"时期，此时服用补品补药，可以使营养物质易于人体吸收、蕴蓄，进而发挥更好的作用。因此，民间有"今年冬令进补，明年三春打虎"之说。不过，冬令进补虽有良效，但也要进补有道，才能达到理想的效果。

下面，我们就来介绍一下冬令进补之道。

| 进补方面 | 详解 |
| --- | --- |
| 进补时机 | 一般来说，在冬至前后进补最佳，但并不绝对。患有慢性疾病又属于阳虚体质的人需长时间进补，可从立冬开始直至立春；体质一般而不需大补的人，可在三九天集中进补 |

续表

| 进补方面 | 详解 |
|---|---|
| 进补食物 | 冬季进补的总原则：适量进食高热量的饮食以补充热量的消耗；增加温热性食物以增强机体的御寒能力；补充足够的维生素和矿物质。同时要荤素搭配，多吃蔬菜、水果等 |
| 滋润防燥 | 冬天虽然清爽，但空气干燥，气候寒冷，容易咳嗽，而此类咳嗽多是燥咳，所以应以润肺生津为主，可以煲一煲老糖水，将凉水、陈皮、冰糖放入锅中煲2个小时即可 |

需要注意的是，选择冬令进补的多是中老年患者，因此还有许多细节需要留意。如糖尿病患者应选择脂肪较少的肉类，均衡饮食；高血压患者勿喝太咸的汤，可选择低脂肉类；高脂血症患者禁食肥肉，可尽量选择鱼类，同时不喝含油量高的补汤，多吃蔬果等高纤食物；痛风患者勿喝炖煮过久的浓汤，少吃香菇、内脏以及干豆类食物，多喝水以帮助尿酸排泄等。

## 千金良方

### 冬季补气首选：健脾益气粥

黄芪在临床上主要分为生黄芪和蜜炙黄芪两种。蜜炙黄芪是用蜜炒过的，开药时也叫炙黄芪。为了起到补中益气的效果，我们主要使用的是炙黄芪。这是因为炙黄芪里还有补气的蜂蜜。同时，

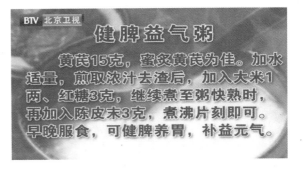

健脾益气粥的做法及功效

中医认为，炙黄芪走里，生黄芪走表，补中益气用炙黄芪比较合适。

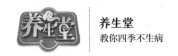

晚清医学家陆以甜的《冷庐医话》里记载过一款补中益气的食疗方——黄芪粥，里面用到的就是炙黄芪。后来，我将其改成了健脾益气粥。其做法如上图所示。

这款粥在制作细节上有讲究。

大米要提前泡好（常温下半小时左右），这样在熬粥的时候，它的软烂程度才会里外一致，吃起来口感也好。

水中放入 15 克左右的黄芪，上火煎制。先用大火烧开，再转小火煎煮 10 分钟左右，第一遍淡淡的黄色汤汁就会溢出来了。这时再加水，同样用大火烧开，小火煎煮 10 分钟。这第二遍熬的黄芪水就可以用来熬粥了。

先把里面的黄芪捞出来，水留下，再把泡好的大米放进去。可以再加点红糖，用来中和一下黄芪的苦味。为了让这款粥更香糯，建议此时可以加一勺油。煮至粥快熟时，最后加入适量陈皮末煮沸即可。

这款粥适合当早餐，晚上也可以再喝一点，可健脾养胃，补中益气。

# 冬季皮肤瘙痒，都是它俩惹的祸

冬季干燥，人的皮肤首当其冲，饱受瘙痒之苦。作为能有效抵挡污垢、多余水分和紫外线的人体"金钟罩"——皮肤一旦出了问题，冬季固本培元的养生之路也就失去了一道有力的屏障。要想解决恼人的"冬痒"，就必须先找准冬痒的两大原因——阳虚和血虚，然后对症下药。

## 健康候诊室

### 冬天瘙痒，奇招频出

刘婧："今天导演送给我一个绿色的小摆件，叫玉如意。我们可能看过很多古装剧，各种妃子、娘娘都曾手持这样的玉如意。"

观众："比如甄嬛？"

刘婧："是的，大家最爱的《甄嬛传》里就出现过它的身影。其实，在汉代的时候，它可不是人们拿在手上把玩的摆件，而是有具体用处的。它的现代版其实就是很多人爱用的痒痒挠！"

观众："天！居然是痒痒挠！"

刘婧："是的！玉如意的现代衍生版就是痒痒挠。一到冬天，天气干燥，很多人总觉得身上痒，也说不出来具体部位，但就是离不开痒痒挠。"

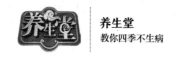
观众："对！冬天特别干燥，身上总是很痒！有时痒得连痒痒挠都不好使，我就用牙膏。"

刘婧："牙膏也能治痒？"

观众："我听说牙膏有消炎的作用，而且它凉凉的，好像还能润肤呢！每次我实在痒得受不了时，就在痒的地方涂一点牙膏。你别说，效果还真不错。"

刘婧："看来大家冬季为了止痒也是豁出去了，什么奇怪的方法都能用上！"

观众："我还试过拍打法，就是往痒的地方使劲拍，用疼压制痒！而且我听说拍打法对身体很好，还能治急性心肌梗死呢！网上说遇到急性心肌梗死时，可以拍打胳膊肘内侧，能缓解心肌梗死突发前的心区不适。"

刘婧："这种说法我也听过，但已经被专家辟谣了：血栓多位于心脏的血管位置，拍打法是很难起到直接效果的。而且，即便拍对位置，血管斑块在形成过程中由于不断承受着血流的冲刷，很牢固，不会被简单的拍打所消除。另外，若是拍打的位置不对，还会加速患者的死亡。所以，希望大家不要轻信网上的传言，没事不要随意拍打自己的身体！"

观众："原来如此！看来我们确实容易'病急乱投医'。"

刘婧："是的，养生可不是学习几个小技巧就能一劳永逸的。话说回来，不管是涂牙膏，还是拍打痒处，都治标不治本。冬季瘙痒的原因往往不在皮肤，而在我们身体内部。今天我们就要好好学学，冬季如何止痒才是科学有效的。"

## 名医会诊

宋坪 ｜ 中国中医科学院广安门医院皮肤科主任医师

### 认清冬痒的背后"黑手"

瘙痒难耐？小心糖尿病

一到冬天，我在门诊就会见到很多因为皮肤瘙痒来看病的患者。包括我自己家里的老人，平时都好好的，但是一入冬，皮肤也会出现干燥、起皮屑等症状，瘙痒难耐。这个时候，我通常会十分小心，因为不同部位及程度的瘙痒往往预示着不同疾病的潜伏。

例如，老人局部瘙痒往往就预示着糖尿病的风险。众所周知，糖尿病的主要症状是"三多一少"，即吃得多、饮得多、尿得多、人消瘦。但近年来不少医学研究发现，很多缺乏典型症状或处于隐性期的糖尿病患者，其患病征兆多体现在皮肤的异常变化上。糖尿病作为一种代谢疾病，很容易影响到我们的末梢神经，进而导致皮肤瘙痒。同时，糖尿病患者多尿，易脱水，皮肤经常干燥，这也是糖尿病型瘙痒的成因之一。

为了防微杜渐，这里为大家总结一下早期糖尿病在皮肤上的几种主要征兆。

**1.皮肤瘙痒难耐**。糖尿病引起的皮肤瘙痒十分顽固，而且多会反复发作。仅仅靠皮肤科医生的治疗，往往效果不佳。若是三四天就彻底消失的瘙痒，那基本可以不必担心是糖尿病方面的问题。

**2.伤口易感染**。不少糖尿病患者因为瘙痒难耐，反复搔抓，容易抓破皮肤，结果却发现伤口很难结痂。正常人的皮肤挠了之后会出现一道红印子，并很快消失；但糖尿病患者的印子则可能会变成血印。

**3.干燥、多汗、发红**。糖尿病患者多尿、易脱水，皮肤自然以干燥状态居多，甚至有时一抓皮肤就会"雪花纷飞"。另外，糖尿病患者末梢神经受影响，皮肤各部位排汗异常，要么多汗，要么少汗。还有不少糖尿病患者的脸部易发红。

**4. 四肢麻木**。四肢麻木，即俗称"虫爬蚁走"的不适感觉。糖尿病患者易发生末梢神经障碍，表现在手足上就是四肢感觉异常，多有麻木感。

如果这四种征兆基本都有了，那你就该尽早去查查血糖了。

### "冬痒"的两大原因

冬季不少人都被皮肤痒的问题所困扰，但是每个人痒的原因却不尽相同。中医认为痒的原因有很多：风、热、虚、虫等因素都和痒有关，包括前面提到的各种疾病也可能导致皮肤瘙痒。若是局限在规律性的冬痒上，那结合气候特点以及老年人自身生理特征，中医认为主要有两种原因。

**1. 阳虚：淫淫作痒**。过去的理论认为，老年朋友冬天皮肤瘙痒主要是阴血不足造成的，但是现在我们在临床上发现，有很多阳虚的老年朋友也出现这种皮肤瘙痒，而且比例非常大。举个例子：两杯水，一杯热水一杯凉水，都用盖子盖上。很明显，热水杯的盖子上会出现很重的水汽，而凉水杯的盖子上则什么都没有。这里的热水就像我们人体里的阳气，它在不断蒸腾着盖子——也就是我们的皮肤，让皮肤容易得到营养物质的滋养，进而保持水润，也就不容易瘙痒。而没有阳气蒸腾的皮肤自然就营养不足，容易干燥、瘙痒。

老年朋友本身阳气就不足，再加上冬天又是阳气内收的季节，所以他们的皮肤一到冬天就缺乏营养，容易干燥瘙

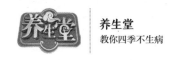

阳虚而痒的特点

痒。这种瘙痒不是非常剧烈，而是像清代沈金鳌的内科著作《杂病源流犀烛》上形容的那样：淫淫不已。它不是很剧烈，但很持续，而且会影响人的心情。

《杂病源流犀烛》当中称这种阳虚引起的皮肤瘙痒叫做皮虚。在受凉的时候，皮虚更明显一些。可能有些朋友会有这样的感受：一到晚上，衣服一脱受凉了，就觉得身上开始痒。这些患者的皮肤温度往往较低，皮肤的颜色相对来说偏暗。而且，因为是阳虚引起的瘙痒，很多患者还会出现怕冷、手脚凉，或是肚子胀、大便虚、小便清长等症状。

**2. 血虚: 风邪致痒**。中医里有一种说法叫"痒必兼风"，或说"风盛则痒"。隋代的中医名著《诸病源候论》里就有专门论述，说风邪所致的瘙痒是因为身体虚弱，风邪侵犯腠理，和我们的气血在皮肤上进行斗争。如果邪气很盛，表现就是疼；如果邪气较弱，表现就是皮肤瘙痒。在冬季，对很多老年朋友来说，产生瘙痒的更多是一种内风，而产生内风的主要原因就是血虚。

我们人体就像一株植物，当它气血充盛、营养充足的时候，长得非常茂盛，叶子也绿油油的，有光泽。但是如果把这株植物种到沙漠里，没有任何营养供给，那它的叶子可能很快就会干燥、枯黄，更别说有光泽了。同理，如果人体血虚，

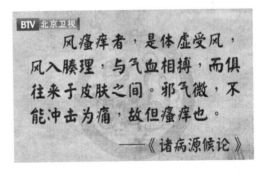

风瘙痒者，是体虚受风，风入腠理，与气血相搏，而俱往来于皮肤之间。邪气微，不能冲击为痛，故但瘙痒也。

——《诸病源候论》

邪风致痒的病机

缺少血的滋养，那么我们的皮肤也会出现这种干燥、枯黄、发硬、起皮屑、瘙痒的现象。

血虚引起的瘙痒也不是非常剧烈的，《杂病源流犀烛》称其"如虫行皮中"，就是说皮肤上像有个小虫在爬一样。这种感觉比前面阳虚引起的"淫

淫不已"的瘙痒更难熬，因为它会突然这里痒一下，一会那里又痒一下，多发于小腿和胳膊。中医讲"脾主四肢肌肉"，血虚的时候，四肢部位的皮肤瘙痒会更明显。而且从现代医学的角度来说，人体皮脂腺的分布密度是不一样的。在四肢远端的皮脂腺分布最稀疏，所以最容易出现干燥瘙痒。尤其冬天，人的血液循环变差，四肢更易出现这种瘙痒。

血虚而痒的特点如右图所示，主要是皮肤干燥、起皱、脱屑，这是皮肤血虚缺乏滋养导致的，就像干枯的树叶一样。另外它的颜色是白而无光的，贫血之人的皮肤就是这种样子的。还有一些朋友会有神经系统症状，如眩晕、失眠，等等。

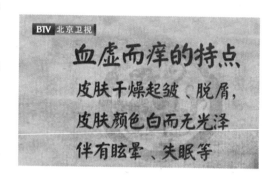

血虚而痒的特点

老年朋友出现血虚的比例是较大的，因为他们的脾胃功能普遍较弱，吃的东西不能够转化成我们人体需要的精微物质，反而变成垃圾，或是被过度排泄掉了。再加上有些人生活不太规律，又不能健康科学地控制饮食，营养物质摄入不足，出现血虚的概率就更大了。

## 中医自修堂

### "正气"与"邪气"

前面提到，冬季血虚容易导致风邪致痒。这里的风邪如何理解呢？

孟子有句名言"我善养吾浩然之气"，这与中医另一大养生原则——"正气存内，邪不可干"颇有相通之处。一般人认为，"正气""邪气"这些词只是用来形容人的精神品质的，熟不知，它也是中医养生里十分重要的概念，与人的身体健康息息相关。

中医认为，自然界气候、环境的变化对整个生态系统以及每个生命都有直接的影响，人只有与自然环境协调一致才能保持身体与精神的健康。在正常情况下，人体各机能运转良好，拥有足够的调节和抵抗能力，能随着四季的寒、热、温、凉等变化而灵活调节、保护自身，不致生病。这种调节、抵抗能力就是人的"正气"，也是人体健康与否的根本所在，与现代医学里常说的"免疫力"类似。

与正气相对应的是"邪气"。"邪气"入侵是人会生病的重要外部因素。邪气一般指"六邪气"，也称"六淫"，即风、寒、暑、湿、燥、火。"淫"是过度的意思，风、寒、暑、湿、燥、火是自然界本来就存在的，人体正常接触不会有问题，但如果这六气超过了一定的度，人体就容易被它们伤害，此时它们就成了"六淫""六邪气"。邪气从人体肌表侵入腠理后发展为各种疾病，有的形成风邪病，有的形成消渴病，有的形成寒热病，有的形成痹证，有的形成积聚病等。

邪气作为外部致病因素，来自于自然界，我们是无法从源头阻止的，人体在整个生命活动中，必然会遭受邪气的侵袭。与此同时，人体内的正气也必然会与之抗争。而疾病是否发生，病后如何好转，正是由正气与邪气相争的胜负决定的。

一般情况下，人体正气旺盛，足以抗御邪气的侵袭，即使受到邪气的侵犯，也能及时消除其不利影响，不致生病，即前面提到的"正气存内，邪不可干"。当人体正气不足，无力抗御邪气的侵袭，又不能及时消除其不利影响时，也就是"邪之所凑，其气必虚"时，就容易发生疾病。

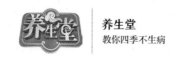
千金良方

## 巧治冬痒的容颜不老方

现在临床上多采用温阳散寒的中药来治疗冬痒，数据显示有效率能够达到 80% 以上，而且比皮肤科常规治疗瘙痒的效果要好很多。如果是一些比较轻微的冬季瘙痒，大家可以通过食疗的方法温阳，改善一下体质和皮肤。这里为大家推荐的是明代医书《奇效良方》里记载的一个方子——容颜不老方，主要针对因阳虚导致的冬季皮肤瘙痒。

这个方子里的第一味药是生姜，我们在夏季温阳的章节里就已经大力推荐过可以温心阳的姜。它性味辛温，有温中散寒之效。宋代大文豪苏东坡就曾在杭州净寺遇见一位 80 多岁还皮肤光滑润泽的老和尚，据说他就是吃了 40 多年的姜。

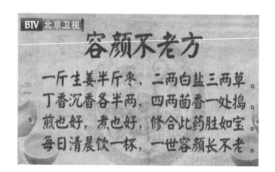

容颜不老方·歌诀

在这个方子里，生姜和大枣都有补益气血、调和营卫的作用。不过上述歌诀中说的量有点大，我们可以灵活调配。如果是每天喝的话，生姜 10 克左右，再放 3 颗大枣即可。

至于"二两白盐三两草"，如何理解并加以运用？首先，盐也是一味中药，可以入肾，在这个方子里主要作为药引子。平时不必放二两白盐那么多，一小撮即可。甘草则是一味常见的调料，煲汤的时候我们经常会放一些甘草进去，有一种微甜的味道。其实，甘草还有解毒的作用，而且也是一味补药，可以补脾胃。

丁香比较常见，但现在沉香已经较少了，所以可以用肉桂、降香代替。

丁香和降香里面都含有挥发油，可以帮助人体往外发散，和生姜配在一起，可以助阳散寒、疏通经络。我们制作的时候不要放太多，丁香用1~2朵，降香用1~2片即可。

茴香子性温，有温中的作用。尤其到了冬天，很多老年朋友如果受寒，就会出现腹泻、肚子胀、小肚凉等现象，这个时候用茴香子是非常好的。我们平时用只要抓一小撮就可以了。

这些药材配齐后，可以放到一起煮。加2杯水，大火煮开，然后用小火煮15分钟即可。冬季每天早晨喝比较合适，因为早晨是阳气往外发散的时候，到了午后，阳气就该往回收了。早晨来一杯这样的容颜不老方，可以帮助我们升阳驱寒，对身体是非常好的。

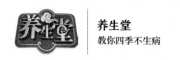

# 养气补虚：
# 六字调息大法

　　"气"在中国文化里是一个明星级概念，我国古代哲学家认为气是宇宙万物的本原物质，是气的流转、运化才渐渐出现了天地星辰、春秋寒暑。中医理论也借鉴了这种思想，所以冬季养生自然也离不开养气。冬季呼吸病高发，很多人都咳喘不已，不敢出门，严重的还会导致肺结核、慢阻肺等。因此，我们应及时进行专项的呼吸锻炼，并辅佐以补肺肾之虚的饮食，让冬季养生"底气十足"。

## 健康候诊室

### 百岁药王的冬季呼吸秘诀

　　刘婧："咳咳！我好像有点感冒了，这天也太冷了！"

　　何明："咳嗽除了由感冒引起，也可能是肺部方面的毛病。尤其是冬季，肺部感染高发，呼吸病的发病率也居高不下。"

　　刘婧："大部分人都认为呼吸病应该不是很严重，只要多休息就好了，这种认知是科学的吗？"

　　何明："这种认知在专业医生看来是错误的，而且十分值得警惕。2015年，我参加了一个全国的呼吸病学年会，会上报道了关于呼吸病的'两个第一'：慢性呼吸病的死亡率，如果算上肺结核、肺癌的话，是所有疾病里的第一；在人体各个系统疾病对人们每年造成的经济损失里，呼吸病也是排在第一位。"

刘婧："没想到呼吸病的危害这么严重，看来我们要特别注意了，尤其是在寒冷的冬天，更要保护好我们的肺脏和呼吸系统。"

何明："相信大家都听过这样一句话——'生命只在一呼一吸之间'，呼吸对人体健康的重要性不言而喻。尤其进入冬季以后，呼吸系统疾病的发病率越来越高，因此，冬季加强肺脏锻炼刻不容缓。"

刘婧："那有什么健肺妙招吗？最好是人人一学就会的那种。"

何明："当然有！而且这个妙招不是今天才有的，它是由'百岁药王'孙思邈发明的。"

刘婧："就是那个写了传世医学巨著《千金方》的孙思邈吗？他居然是百岁老人！这在医疗条件较差的古代可不常见。"

何明："是的，孙思邈的长寿和他的学术成就一样为人津津乐道。后世医学家们普遍认为，孙思邈之所以能活一百多岁，正是得益于他自己创制的各种养生保健方法。而在他的诸多养生方法中，有一套专门针对呼吸吐纳的'六字诀'，可以很好地调理五脏和三焦经。"

刘婧："六字诀？哪六个字居然有这么神奇的魔法？"

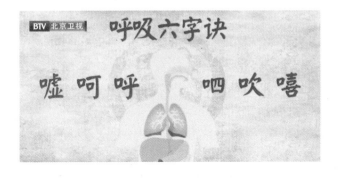

呼吸六字诀

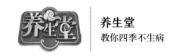

何明："嘘、呵、呼、呬、吹、嘻。"

刘婧："这几个字有些看得懂，也有些看不懂。它们是如何帮助我们调理脏腑、改善呼吸的呢？"

何明："孙思邈主要通过这六个字的呼吸吐纳，再加上一些动作，来达到养生的目的。而且，'六字诀'里的每个字、每种动作，都对应一个脏腑的养生，不只是肺。"

## 名医会诊

**何明** | 北京中医药大学附属东方医院原副院长

### 详解"呼吸六字诀"

"六字诀"是儒家、释家、医家都很推崇的一套吐故纳新、祛病延年的养生功法。这六个字并非孙思邈凭空臆想出来的，它们的锻炼分别对应人体的各个脏腑。六字诀通过嘘、呵、呼、呬、吹、嘻六个字的不同发音口型，以及唇齿喉舌的用力不同，配合一定的动作，以牵动相应脏腑的经络气血的运行，再根据五行相生相克的原理 —— 弱则补之，强则抽之，使人体阴阳五行平衡，从而达到健身祛病的目的。

### "嘘"字诀

"嘘"字诀对应的脏腑是肝。肝脏的功能以代谢为主。练习"嘘"字诀的目的就在于纾解肝脏郁积的废物，调理肝脏的功能。常练"嘘"字诀可以平肝气，对肝郁或肝阳上亢所致的目疾、头痛，以及肝风内动引起的面肌抽搐、口眼歪斜等有一定疗效。

其动作要领如下：

| "嘘"字诀 | 两手相叠于丹田，男左手在下，女相反；两瞳着力，足大脚趾稍用力，提肛缩肾。当念"嘘"字时，上下唇微合，舌向前伸而内抽，牙齿横着用力。两手自小腹前缓缓抬起，手背相对，经胁肋至与肩平，两臂如鸟张翼向上、向左右分开，手心斜向上。两眼反观内照，随呼气之势尽力瞪圆。呼气尽、吸气时，屈臂两手经面部前、胸腹前缓缓下落，垂于体侧。吸气尽后，稍加休息，再念"嘘"字 |
|---|---|

"嘘"字诀需要连做6次。

## "呵"字诀

"呵"字诀是建立在"嘘"字诀的基础之上的，它对应的脏腑是心。心在人体中的重要性不言而喻，练习"呵"字诀的目的就在于解除练习者长期淤积的心火，调理他们的心脏功能，对心神不宁、心悸怔忡、失眠多梦、健忘等症有一定疗效。

其动作要领如下：

| "呵"字诀 | 足大脚趾轻轻点地；两手掌心向里由小腹前抬起，经体前至胸部两乳中间位置向外翻掌，上托至眼部。呼气尽、吸气时，翻转手心向面部，经面部、胸腹部前缓缓下落，垂于体侧，再进行第二次吐字。应注意念"呵"字之口型为口半张，腮用力，舌抵下腭，舌边顶齿 |
|---|---|

"呵"字诀也要连做6次，然后调息。

## "呼"字诀

"呼"字诀所对应的脏腑是脾。脾是我们人体重要的淋巴器官，具有造血、滤血、清除衰老血细胞及参与免疫反应等功能，有"人体血库"之称。

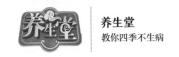
常练"呼"字诀，可以促进脾胃运动，调节脾胃功能，对腹胀、腹泻、四肢疲乏、食欲不振等脾经疾患有不错疗效。

其动作要领如下：

| "呼"字诀 | 撮口如管状，唇圆如筒，舌放平，向上微卷，用力前伸。足大趾轻轻点地，两手自小腹前抬起，手心朝上，至脐部，左手外旋上托至头顶，同时右手内旋下按至小腹前。呼气尽、吸气时，左臂内旋变为掌心向里，从面前下落，同时右臂回旋掌心向里上穿，两手在胸前交叉，左手在外，右手在里，两手内旋下按至腹前，自然垂于体侧。再以同样要领，右手上托，左手下按，做第2次吐字 |
|---|---|

"呼"字诀需要连续做6次，之后要做1次调息。

## "呬"字诀

"呬"字在字典里的正确读法是 xi，第四声，但在六字诀里已经有相似的"嘻"，所以它这里不读 xi，而是 si，第一声。"呬"字诀在脏腑里对应的，正是前面反复强调的肺。冬季肺病高发，多练"呬"字诀可补肺气，对于肺病咳嗽、喘息等症都有一定疗效。

"呬"字诀之所以对肺有益，要先从肺的生理功能说起。肺的功能是宣发和肃降，宣发不仅可以把二氧化碳呼出去，还能把脾运化的食物的水谷精微输布到人体各个部位。另外，肺中的卫阳之气，也靠宣发作用被带到体表，起到保护和温煦人体的作用。"呬"字诀通过发声和动作来牵动肺的经络，改善肺的宣发作用。

其动作要领如下：

| "呬"字诀 | 首先，两脚分开与肩同宽，然后微微屈膝，双手手掌向上，缓慢抬至胸前；然后夹肘，立掌于胸部两侧，接着展肩扩胸，同时仰头缩颈；接下来吹气，发出"呬"的声音，同时松肩伸颈，双掌向前推出，并屈膝下蹲；在推掌的过程中，两手掌由掌心相对逐渐转为掌心向外；接下来以掌根为轴，向外旋掌，逐渐掌心收回向内，收回至胸前，直立起身 |
| --- | --- |

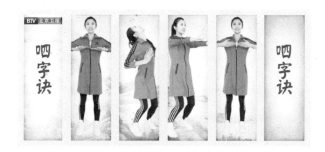

需要注意的是，做这个动作的时候要迟缓有力，声音要低，发声的时候要在喉部和胸部形成共鸣，此时可以摸到我们的胸部是往里缩的。

"呬"字诀每次至少要做6遍才有效果，早晨、晚上都可以做。

## "吹"字诀

肺和肾联系密切，而六字诀中对应肾的就是"吹"字诀。

从阴阳五行来说，肺属金，肾属水，金生水，所以说肺和肾是"母子"关系。如果母亲病了，长期慢性咳嗽，时间一长就会累及儿子，这叫母病及子。从功能上说，肾是先天之本，是气之根。肺主呼吸，肾主纳气，肺要想呼吸得很深、很均匀，就离不开肾的良好纳气功能。肾若是受损，纳气的功能下降，我们的呼吸就会变浅，还会出现喘的症状。

"吹"字诀的作用就是补肾气，对腰膝酸软、盗汗遗精、子宫虚寒等肾经疾患有不错的疗效。

其动作要领如下：

| "吹"字诀 | 首先是双脚分开，与肩同宽，然后微微屈膝，双手手掌面向自己，放至肚脐两侧；然后沿带脉向后摸运至后腰处，开始发"吹"的音，舌向里，微上翘，气由两边出，同时屈膝下蹲；然后两手掌沿臀部和大腿后侧逐渐滑行，再逐渐将手前摆，双臂呈一个环形置于身前；最后双手逐渐回收至起始位置，同时站立起身 |
|---|---|

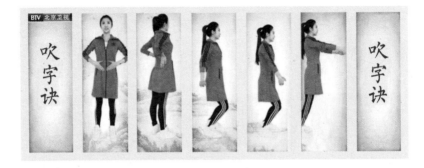

"吹"字诀同样要求每次至少做6遍，早晚皆可。

## "嘻"字诀

"嘻"字诀对应的是三焦。三焦是上焦、中焦和下焦的合称，是中医藏象学说中一个特有的名词。它将人体躯干划分为3个部位，横膈以上为上焦，包括心、肺；横膈以下至脐为中焦，包括脾、胃；脐以下为下焦，包括肝、肾、大肠、小肠、膀胱。练习"嘻"字诀的目的就是调和全身经脉，保护三焦，对由于三焦气机失调所致耳鸣、耳聋、腋下肿痛、齿痛、喉痹症、胸腹胀闷等症有不错的疗效。

其动作要领如下。

| "嘻"字诀 | 两唇微启，舌平伸而微有缩意，舌尖向下，用力向外呼气。足第四、五趾点地。两手自体侧抬起如捧物状，过腹部至两乳平，两臂外旋翻转、手心向外，并向头部托举，两手心转向上，指尖相对。吸气时五指分开，由头部循身体两侧缓缓落下，并以意引气至足四趾端 |
|---|---|

"嘻"字诀同样要连做6次，再进行调息。

需要注意的是，在练习"六字诀"之前，还要做好准备工作，最主要的是身体一定要松静自然："松"是指身体各个部位从关节到肌肉都要做最大限度的放松；"静"是指意要静，把放出的心暂时收回来，用一念代万念；"自然"就是动作协调平衡，不强求，强求就容易出偏差。

## 中医自修堂

### 肺气虚、肺阴虚和肺肾两虚

前面提到，肺主呼吸，肾主纳气，但很多人都有"虚"的问题，这就极大地影响了我们在冬季对呼吸健康的养护。在诸多"虚"中，和呼吸关系最密切的有三种：肺气虚、肺阴虚、肺肾两虚。

### 肺气虚

现在不少人都有慢阻肺，其早期表现就是肺气虚。肺气虚又叫肺气不足，多由寒温不适、久咳伤气、悲伤过度、劳逸不当所致，其主要症状如下图所示。

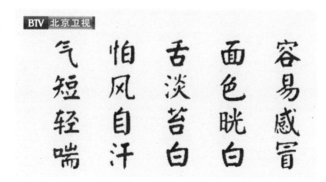

肺气虚的主要症状

肺气虚最开始的症状是气短、有痰、咳嗽，有时还会咳一整晚。肺气虚

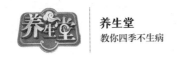
患者稍微一活动，或者走快一点就有点气短。同时，很多患者还会出现怕风、容易出汗的情况。此外，多数肺气虚患者容易感冒。从望诊的角度来看，肺气虚患者往往都有舌淡苔白、面色晄白的特点。

## 肺阴虚

肺部除了气虚，还容易有阴虚的毛病。肺阴虚主要表现为舌红少苔、口干身热、嗜食凉物，等等，具体请看下图所示。

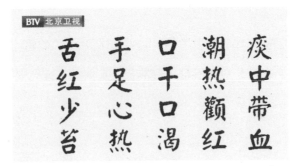

肺阴虚的主要症状

我就曾遇到过这样一个病例。

那天刚开门诊，一位患者走进来，她面色发红，面颊和颧部都是红红的，乍一看以为是化了妆。但是有谁会浓妆艳抹地来看医生呢？所以我就留了点心。患者说自己得了气管炎，天天干咳，咳了三年了。除此之外，她还有身热、口干的问题，晚上睡觉时，脚都要放在被子外边，还经常夜里起来喝水。进一步询问后，我发现她还有痰中带血丝的问题。据此，我判断她并非气管炎，而是肺阴虚导致的最常见的疾病之一——肺结核。后来，患者拍片子的结果也证实了我的判断。

通常，我们感冒、肺炎导致咳嗽，时间长了都会伤到肺阴，但这种咳嗽一般就是干咳，没有什么痰；还有一种就是肺结核，它也可以有阴虚、干咳的症状，但加上颧红、咳血的特点，基本就可以判断是肺结核了。

肺肾两虚

肺肾两虚是比较麻烦的，因为它既影响肺的呼吸，又损害肾的纳气。

肺肾两虚主要是指肺气亏虚和肾不纳气。其中肺气亏虚，会像前面提到的那样，导致气短、咳嗽、易出汗、感冒，等等。肾不纳气最典型的症状就是患者稍微活动就会出现气喘的情况，中医叫做"动则气喘"。时间长了，连走路都喘，严重时无法出门，因为走几步就喘不上来气。腰膝酸软也是肾虚时常出现的症状。除此之外，咳喘无力、声音低微等也是肾不纳气的典型表现。

肺肾两虚患者要注意保暖，避免因寒冷空气刺激而诱发感冒。另外，根据自己的身体情况，冬季应进行适当的体育锻炼，逐步增强体质，提高免疫力。饮食上，肺肾两虚患者宜清淡，忌肥甘、油腻和辛辣，防止生痰上火。另外，还要保持心情舒畅，避免被不良情绪损伤心神。

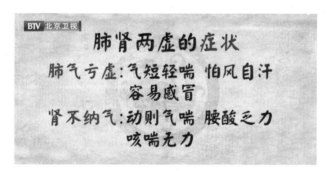

肺肾两虚的主要症状

## 千金良方

### 经典良方，对治肺肾虚

呼吸是冬季养生的关键，除了有针对性地练习六字诀外，我们还可以通过饮食调理来改善肺肾虚的情况，增强肺肾功能。

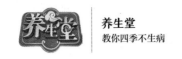
### 参芪姜枣茶，调理肺气虚

所谓参芪姜枣茶，顾名思义，就是西洋参、黄芪、生姜和大枣组成的茶饮。

西洋参有滋阴补气之功效，还能增强身体免疫力、抵抗疲劳，是非常好的补气药物。黄芪可以补一身之气，和西洋参一起使用，补肺气的作用更强。生姜的作用颇多：首先，生姜可以驱风散寒，冬天在茶里放一点生姜，可以治感冒；其次，生姜可以止咳化痰；另外，生姜还能调胃气，降逆止呕。最后一味材料是大枣，它含有丰富的维生素和各种营养物质，被誉为"天然维生素丸"。民间也有"天天吃大枣，一生不显老""五谷加大枣，胜过灵芝草"等说法。在中医看来，大枣的主要作用是补中益气、补血养血，同时它还能中和百药，入十二经，常被作为药引来用。

这款参芪姜枣茶对肺气虚患者，尤其是冬天容易感冒的肺气虚患者效果非常好。它的做法也很简单，准备西洋参6~7克，黄芪10~15克，生姜2~3片，大枣3~4颗，泡茶饮用即可。冬天每周可以喝上3~4次。

### 改良版杏仁膏，对治肺阴虚

治疗肺阴虚的方子叫杏仁膏，来自于清朝的著名医书《古今图书集成医部全录》，这里是我改良后的版本。

改良版杏仁膏里含有杏仁、紫苏子、阿胶、蜂蜜、酥和生姜汁。

杏仁营养丰富，中医临床多将其作为润肺止咳之药，可治疗咳嗽、气喘、痰多等症，尤其对干性、虚性咳嗽颇为有效。在这个方子里，杏仁的作用是和紫苏子一起，止咳化痰。

中医认为，紫苏子有降气消痰、平喘润肠的作用，多用于痰壅气逆、咳嗽气喘、肠燥便秘等症，对治疗风寒感冒也颇有疗效。

阿胶在这个方子里是一味主要的药材，它能滋阴润肺，补血止血。对于肺来说，阿胶有清肺润躁、滋补肺阴的作用，能够很好地改善肺阴虚的情况。

蜂蜜味甘、性平，归脾、肺、大肠经，其功效为补中缓急、润肺止咳、润肠通便等，主治脾胃虚弱、体倦少食、肺燥咳嗽、大便秘结等症。

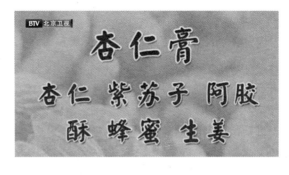

酥就是酥油，也是一种滋阴润肺的好食材。很多人也许都曾奇怪：草原上的人那么爱吃牛、羊肉，怎么不上火呢？这和他们经常喝酥油茶有关。

生姜前面提过，可以驱风散寒、止咳化痰。

这款改良版杏仁膏的做法如下：

杏仁 100 克，紫苏子 100 克，阿胶 150 克，蜂蜜 250 毫升，酥油 150 毫升，生姜汁 80 毫升。

将杏仁、紫苏子放入约 1000 毫升的水中煎煮约 40 分钟成药汁；然后将蜂蜜、酥油和生姜汁倒入药汁中搅拌备用。阿胶放入黄酒中浸泡 24 小时，然后氧化。倒入之前备好的药汁，搅拌成膏即可。

## 补肾益肺方，调治肺肾两虚

如果是肺肾两虚，比较严重的要去医院治疗。古时医生多用汤药来调理肺肾两虚，经过现代医学多年的临床研究，我在古代的经验方"七味都气丸"的基础之上，增加了很多补肺气、补肾气的药物，组成了"补肾益肺方"。

补肾益肺方首先使用的是黄芪和太子参，黄芪补一身之气，太子参也是滋阴补气、健脾的良药。二者相加，补气作用很明显。尤其太子参，它不热不燥，补益效果虽然不如人参和西洋参，但和黄芪搭配使用，补肺的力量却大大增强，而且可以长时间服用。

方子里还有熟地、山药和黄精，都是补肾阴的药物。例如黄精，它能够

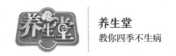

滋补肾阴、走三经，在补肾的同时还能补肺、健脾，还有不错的抗衰老、抗氧化、抗疲劳功效。

五味子自古以来都是作为滋肾纳气、治虚咳的药物，对于慢阻肺造成的慢性咳嗽具有非常好的效果。还有桑白皮、杏仁、紫苏子，都是止咳化痰的药物。白果、地龙和葶苈子则是平喘的药物。尤其是白果和地龙，白果可敛肺、止咳；地龙则能祛风解痉。

这款补肾益肺方药材众多，合在一起主要是补肾纳气、止咳平喘，而且经临床研究证实是非常有效的，很多人服用后气短现象得以改善，最起码走路走个千八百米都没问题。若是经过两三个月的调理，基本上走个两三千米也不感觉喘了，感冒症状也会基本消失，不再经常感冒。

需要注意的是，补肾益肺方非常专业，患者难以自行制作。若是有肺肾两虚的情况，可以在医生的指导下服用此方。

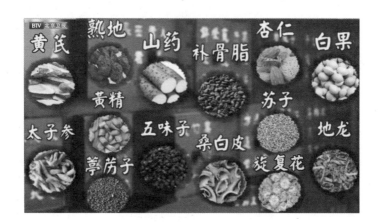

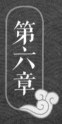

第六章

四季治病,
找准时机消除身体顽疾

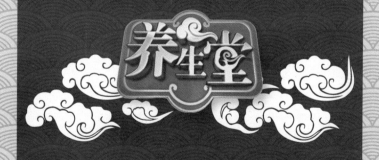

# 冬去春来，
# 谨防哮喘发作

　　春季多风，天气又属温，风温结合，便容易伤肺，因此春季多发一些呼吸病，其中较为严重的就是哮喘。可不要小看哮喘，严重时它甚至可以致命。著名的天后级女歌手邓丽君正是死于哮喘。因此，大家春季养生一定要注意养护肺脏，疏通肺经，让哮喘没机会找上你。

## 健康候诊室

### 和感冒差不多？哮喘哪有这么简单

　　刘婧："今天我们先不说病，而是来念一首词——苏轼的《蝶恋花·春景》。"

> 花褪残红青杏小。
>
> 燕子飞时，绿水人家绕。
>
> 枝上柳绵吹又少。
>
> 天涯何处无芳草。
>
> 墙里秋千墙外道。
>
> 墙外行人，墙里佳人笑。
>
> 笑渐不闻声渐悄。
>
> 多情却被无情恼。

刘婧："给大家介绍这首词，不是因为它有意境，而是因为它跟我们的春季养生有关系。这首词中涉及的一个场景，或者说一种事物，跟春季的某种高发疾病有关。"

姜良铎："是的，这首词里提到的柳绵，就是我们俗称的柳絮，它像花粉一样，可能引起人的过敏反应。"

张晓梅："对，它可能诱发一种常见的春季疾病：哮喘。"

刘婧："哮喘这种病我们或多或少都听过，但是它到底有多严重呢？可能有些人知道，有一位天后级的女歌手，就是死于哮喘。"

1995年春季，著名女歌手邓丽君在泰国清迈离世。1994年12月30日，邓丽君因重感冒伴随支气管炎，导致哮喘发作，呼吸困难，前往泰国清迈兰姆医院住院治疗。1995年5月8日的16：00，邓丽君哮喘再次发作，在泰国清迈兰姆医院接受近45分钟的全力抢救后，17：30时被院方证实抢救无效逝世，终年42岁。

刘婧："太可惜了！才42岁就失去了宝贵的生命。我们今天做这一期节目，不仅是为了缅怀这位歌坛的一代天后，更重要的是，在春天这个哮喘的高发季节，给大家一些警示。"

张晓梅："是的，关于哮喘大家应该至少记住两个常识：第一，春季哮喘高发；第二，哮喘发作，严重时足以致死。邓丽君令人惋惜，而我们能做的，就是帮助那些可能发作哮喘的人在春天做好全面的防御工作，让其尽量远离哮喘。"

姜良铎："我们也应该多了解一些关于哮喘的基本常识。首先，哮喘是一种气管痉挛引起的发作性的呼吸困难病症。在中医来说，哮喘症有一个紧急发作的情况：暴喘、喘脱，喘到后来气上不来了，呼吸也就衰竭了。"

张晓梅："喘脱与气短都属于呼吸异常，但喘脱严重得多，它是以呼吸困难、张口抬肩，甚至心慌动悸、四肢厥冷等为主要表现，严重者还会出现

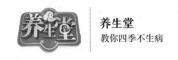
脉微欲绝的症状。"

刘婧："可能很多人都知道，哮喘也会有打喷嚏、流鼻涕等症状，那我们该怎么区分哮喘和普通感冒呢？"

姜良铎："哮喘和感冒还是很不一样的。哮喘在早期常常表现为过敏性鼻炎，以流鼻涕、打喷嚏为主。感冒虽然也会流鼻涕、打喷嚏，但是感冒患者在流鼻涕、打喷嚏的时候，鼻子和眼睛是不痒的。如果痒，那就属于过敏性鼻炎或哮喘的早期症状。"

张晓梅："对，流鼻涕、流眼泪，这叫卡他症状，卡他就是渗出物沿着黏膜表面顺势下流的意思，感冒和过敏性鼻炎都可以有卡他症状。区分感冒和哮喘要看它们各自的主要症状：感冒最主要的是有全身症状，如怕冷、全身酸痛、酸沉、发热等；而过敏性鼻炎，也就是哮喘早期，主要症状是流鼻涕、打喷嚏、眼睛痒、流眼泪、鼻子痒，但是没有全身症状。很多患者就是早晨起来一见冷风就打喷嚏、流鼻涕、眼睛痒，但并没有头疼、全身酸痛的情况。"

| 病症 | 是否打喷嚏 | 是否有全身症状 | 鼻子是否痒 |
|---|---|---|---|
| 感冒 | 是 | 是 | 否 |
| 哮喘前期；过敏性鼻炎 | 是 | 否 | 是 |

## 名医会诊

**姜良铎** ｜ 国家级名老中医
北京中医药大学附属东直门医院首席教授

**张晓梅** ｜ 姜良铎学术继承人
北京中医药大学附属东方医院主任医师

## 谨防哮喘的三大致病因素

哮喘究竟是什么原因导致的呢？中医认为哮喘的致病原因有内外之分，其中最常见的可以总结成三类症候。

**1. 风温犯肺。**风温犯肺是引发哮喘的外因。四季的气候分布呈现春温、夏热、秋凉、冬燥之别，春天又以风为主令，所以风和温结合起来，就成了春季气候的主要特点。这种特点对我们的肺脏影响较大：风邪较盛，天气又温，人的肺就容易干燥。肺本来就是喜润而恶燥的，肺干燥了就容易咳嗽。风温犯肺，就容易损伤肺气和肺的津液，埋下哮喘的病根。

**2. 肺气阴虚。**风温犯肺属于外因，而肺气阴虚则是造成哮喘的内因。肺气虚和肺阴虚我们都听过，可是如果出现肺气阴虚，那就是肺部的气阴两虚，可以想象其后果有多严重。下面，我们结合一个真实病例来分析一下。

一位 62 岁的女性患者一到春季就饱受哮喘之苦。她主要的症状就是口干咽燥，特别干。夜里睡觉没有太大感觉，但早晨起来以后第一个念头就是想喝水，可喝完水之后还是干。同时她还有气短的症状，总是倒气。由于她本身有心脏问题，所以最开始她以为是心脏不好造成的气短，但吃了治疗心脏的药却不管用，还是喘不上气，她这才怀疑可能是得了哮喘。除此之外，她的疲乏感也很严重，做什么事都打不起精神，干点家务也感觉十分疲劳。此外，她还爱出汗，经常什么事没干也出汗，有时睡觉也会盗汗。因此她经常感冒，而且反反复复，经常上次感冒还没好彻底，这次又有明显的感冒症状了。

这位患者的症状是典型的肺气阴虚，其中肺气虚会引起气短、乏力、声低、怕冷、易感冒等症状；而肺阴虚则会导致口干咽燥、咳嗽、烦热、想喝水、易出汗等症状。起初她并不知道自己是哮喘，直到有一次哮喘发作，喘不上来气，直接被 120 急救车送到了医院。这也说明大家对哮喘的认识并不深入，不足以准确判断自己身上出现的是否是哮喘早期症状，因此学习相关

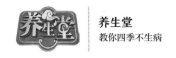
知识是十分必要的。

3. **痰湿阻肺**。痰湿阻肺也是导致哮喘的重要内因。过去我们常说，无痰不成哮，就是说痰是哮喘的基本前提。那这个痰是怎么来的呢？中医说脾为生痰之源，肺为储痰之器，肺里的津液不能正常流通，宣发不出去，停在那就变成了痰。痰一旦形成后，便影响了气道通行，肺的宣发和肃降功能便受到影响，反过来又会积生更多的痰，相当于循环致病。久而久之，最后就形成了哮喘。

痰湿阻肺最常见的症状就是咳嗽、痰多，有大量的稀白痰，还总是咳不净。每天早晨起来咳，中午咳，晚上也咳。另外还有气喘的症状，因为痰堵在气道里，肺的宣发、肃降功能失常，人就会喘，严重时会有呼噜呼噜的痰鸣声。痰湿阻肺还会导致胃脘的胀满，因为脾为生痰之器，它生完痰要储藏在肺之中才行，肺中痰多，也会反过来影响脾胃的运化功能，常见的就是造成胃脘的胀满。这个时候患者多不想吃东西，结果造成纳差乏力，纳差就是吃不好饭的意思。饭都吃不好，整个人对外邪的抵抗力就更差了。最后，当痰堵在肺部，堵住气管，患者还会有胸闷的感觉。

## 疏通肺经，制服哮喘

如果出现哮喘，不管起因是风温犯肺、肺气阴虚还是痰湿阻肺，都可以通过疏通肺经的方式来进行调治。肺经的疏通方法主要有按摩、推拿和拍打肺经相应的穴位。

肺经完整的称呼是手太阴肺经，主治各类呼吸系统疾病，如急慢性支气管炎、咳嗽、气喘、咳血等，对咽炎、鼻炎等也有一定的治疗效果。手太阴肺经一侧有 11 个穴位，现为大家介绍其中几个保健大穴，大家可根据自己的体质和需要，结合专业医师的意见，适当选取。

| 穴位 | 功效 |
|---|---|
| 中府穴 | 兼治脾肺两脏之病，如气不足、腹胀、水肿、咳嗽等 |
| 天府穴 | 主治咳嗽、气喘、胸闷等 |
| 尺泽穴 | 降逆气，可治疗高血压、哮喘等 |
| 孔最穴 | 主管所有毛孔，可治疗鼻出血、急性咳、咽喉痛等 |
| 列缺穴 | 肺主皮毛，此穴可发汗排废，润泽皮肤，临床上还可用于配合治疗咳嗽、气喘、头痛等症 |
| 太渊穴 | 肺经的原穴（脏腑原气经过和留止的部位），是补气大穴，可增强肺的呼吸机能，理气补气 |
| 鱼际穴 | 治疗热性病引起的咳、喘，心中烦热等 |
| 少商穴 | 治疗咽喉痛的要穴，同时对咳嗽、打嗝等疗效也不错 |

## 中医自修堂

### 不可不知的人体十二经络

《黄帝内经》认为：人体上有一些纵贯全身的路线，可称之为经脉；这些大干线上有一些分支，在分支上又有更小的分支，古人称这些分支为络脉。经脉和络脉合称为经络。《黄帝内经》认为经络的作用十分重要，甚至能"处百病，调虚实"。

"处百病"是说经脉之气运行正常，对于疾病的治疗与康复起着重要的作用，中医治病都必须从经络入手。"痛则不通，通则不痛"，这是经络学说在民间传播最广的一句话。当我们的身体发生疾病，经络不通时，自然疼痛难忍。只有经络畅通，才能使气血周流，疾病才会好转，患者才得以康复，不再受病痛的折磨。

"调虚实"指的是调整虚证和实证。比如对实证要用泻法，有人患有胃

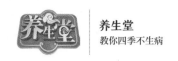

痉挛，可采用针刺患者足三里穴的方式，使胃弛缓；对虚证要用补法，如有的人胃比较弛缓，可以针刺患者足三里穴，使其收缩加强。当然，尽管都是针刺足三里穴，但因为虚实不同，手法也不同，一个用的是泻法，而另一个用的是补法。

既然经络如此重要，我们自然需要详细了解一下它的构成。《黄帝内经》认为，人体有十二经脉，这十二经脉可以说是经络的主干线，所以又叫"十二正经"。十二正经的分类、名称、运行位置可参照下表：

| 手三阴经 | 手太阴肺经、手少阴心经、手厥阴心包经 | 从胸部沿手臂内侧走到手指 |
|---|---|---|
| 手三阳经 | 手太阳小肠经、手少阳三焦经、手阳明大肠经 | 从手指处沿手臂外侧一直到达头部 |
| 足三阴经 | 足太阴脾经、足少阴肾经、足厥阴肝经 | 从双足向上走，沿腿内侧进入腹部 |
| 足三阳经 | 足太阳膀胱经、足少阳胆经、足阳明胃经 | 从头部向下，沿腿外侧达到足趾 |

刚开始接触经络的人，可能会觉得这些经脉的名称太拗口了，而且根本不明白是什么意思。其实，经脉的名字非常好理解，它由三个部分组成：

**1.经脉运行的躯干位置**。一般只有手、足之分。手、足分别拥有六条经脉。

**2.经脉的阴阳属性**。中医认为，外侧属阳，内侧属阴；后侧属阳，前侧属阴。因此，沿手臂内侧运行的三条经脉就被称为手三阴经，而从手臂外侧运行的三条经脉则被称为手三阳经。同时，阳经、阴经还需要按照阴气、阳气程度的深浅分成少阴、厥阴、太阴；太阳、少阳、阳明。其中，少阴阴气最重，因此在内侧的最里面；太阴的阴气最轻，因此在内侧的最外面；厥阴的阴气介于少阴和太阴之间，当然在内侧的中间。太阳、少阳、阳明的分类也与之相同。

3.经脉的相关脏腑。每条经脉的名字所带有的脏腑就是它们联系的脏腑，也就是说这条经脉就是负责调节这个脏腑的。十二经络联系的脏腑分别是肝、胆、心、小肠、脾、胃、肺、大肠、肾、膀胱、心包和三焦。其中，心包是指保护心脏的一块区域，而三焦泛指人的整个胸腹。

## 经络养生的基础方法

经络养生的方法有多种，如针灸、按摩、拔罐等，方法不同，效果也不尽相同。大家可根据自身病症的需要进行选择。

### 针灸疗法

这是通过经络治病最直接的方法，它通过特质金属针或艾草刺激体表穴位，疏通经气，调节人体脏腑的气血功能。但针灸比较专业，普通人不宜自行尝试。

### 按摩推拿法

针灸疗法比较难，但利用一些简单、容易操作的按摩手法也能起到保健养生和治疗常见病的作用。常用的按摩手法主要有三种。

1.点按穴位。用手指指肚按压穴位。此法不受时间地点限制，只要能空出一只手来就可以。

2.推捋经络。推法又包括直推法、旋推法和分推法。

| 直推法 | 用拇指指腹或食指、中指指腹在皮肤上做直线推动 |
|--------|------------------------------------------|
| 旋推法 | 用拇指指腹在皮肤上做螺旋形推动 |
| 分推法 | 用双手拇指指腹在穴位中点向两侧方向推动 |

3.敲揉经络。敲法就是借助保健锤等工具刺激经络的方法。用指端、大

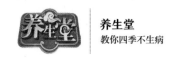

鱼际或掌根，吸定于一定部位或穴位上，做顺时针或逆时针方向旋转揉动，即为揉法。这种方法相对来说刺激性较大，最好能得到专业人士的指导。

经络就好比一座房子中的电路，如果电灯不亮了，肯定要检查线路，但这种从头到尾的检查太麻烦。而穴位就好比是电路中各个节点的开关，如果电灯不亮，专门检查对应的开关就可以省下不少时间，还能使问题得到快速解决。

那么，如何找到对应的穴位呢？最重要的就是记分寸：穴位的定位和丈量主要以"寸"为单位，不过这里的"寸"可不是拿一把尺来丈量，而是以个人的身体或手指等为标准。所以，一个胖子身上的"一寸"和一个瘦子身上的"一寸"肯定是不一样长的。

一般而言，大拇指的指节宽度是一寸，将大拇指外的其他四指并拢，以中指中节横纹处为准，四指衡量的宽度就是三寸。比如，取"足三里"这个穴位时，只要从外膝眼处往下四横指，然后再往外一横拇指就找到了。

## 千金良方

### 风温犯肺？ 佳茗拒之

为了预防风温犯肺，春天吃的食物最好是含水分比较多的，可以帮助我们润燥。例如百合、藕根、菱角、莲子、荷叶、茭白、豆芽，等等。其中比较推荐的是芽类食物，因为春天是生发的季节，万物舒张，多吃芽类食物可以借助其生发之气，提升人体的生机。如豆芽、香椿芽、花椒芽，等等。我们常吃的春饼里就放有豆芽。

如果以前因风温犯肺诱发过哮喘，在春季想要预防哮喘复发，可以选择一个疗效不错的经验方：五麻防风茶。五麻防风茶用的材料是麻黄、五味子、防风、黄芩、茶叶和冰糖。

麻黄是归肺经的一种重要药材，能够发散风寒、止咳平喘，还能够利水消肿。另外，麻黄是可以生发阳气的。五味子顾名思义，有五种味道，酸苦甘辛咸都有，主要表现为酸和涩。酸甘生阴，化阴津，涩则有收敛的作用，所以五味子的主要作用就是补肺养阴、止咳平喘、涩精止汗。麻黄和五味子一个发散，一个收敛，符合肺的宣发和肃降，是养肺的经典搭配。

防风能够祛风、止痒、解表。哮喘的外因既然是风热，那用防风是比较合适的。黄芩则是一味清肺热的良药，它味苦、性寒，有清热燥湿之效，主治温热病、上呼吸道感染、肺热咳嗽等。

茶叶对哮喘有很好的疗效，临床上用绿茶比较多，因为绿茶还有清火的作用。茶叶一般不要放太多，太多了会很苦，而且容易兴奋失眠。冰糖在这个方子里的作用主要是酸甘化阴，使阴气产生得更好。当然，如果是糖尿病患者，就不要放冰糖了。

这款五麻防风茶很好制作：准备炙麻黄 3 克，五味子 9 克，防风 10 克，黄芩 10 克，绿茶 3 克，冰糖 10 克，加适量热水浸泡几分钟即可。需要注意的是，这里是一天的用药量。

## 肺气阴虚？补膏养之

面对肺气阴虚导致的哮喘，给大家推荐的是三仁阿胶膏。

三仁指的是核桃仁、白果仁和苦杏仁。

核桃仁现代人多认为是补脑的，其实中药学认为它主要是补肾补肺的，同时还有纳气平喘的作用。中医认为，呼出心与肺，吸入肝与肾。吸气要沉到丹田里，才是纳了气。核桃仁就是补肾纳气的，可以把气收到肾里面，对喘证非常合适。

白果仁营养价值丰富，还可润肺、定喘、涩精，且寒热皆宜。不过白果仁小有毒性，一次不能吃太多，而且要熟吃。

杏仁有两种分类方法：一是南杏仁、北杏仁；一是苦杏仁、甜杏仁。苦

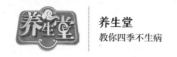

杏仁是药用的，甜杏仁则是作为食品吃的。药性上它们都具有止咳平喘、通降肺气的作用。

阿胶既能养血，也能滋阴，特别是对肺阴虚有很好的补益效果。有一个方叫补肺阿胶汤，还有一个清燥救肺汤，里面都用到阿胶来补肺阴。

三仁阿胶膏的做法也不复杂：首先取阿胶150克，研碎放在一旁，备用；随后取核桃仁、白果仁、苦杏仁各150克，清洗干净，研碎成小块；把研碎的阿胶和三种果仁放在一起，加入黄酒60毫升，蜂蜜90毫升，水300毫升，搅拌均匀后放入锅中，小火蒸40分钟即可。早晚各食用一勺，可以改善肺气阴虚的症状。

# 平衡寒与热，
# 告别怪病缠身

四时寒热变化不断，人体内的阴阳也是此消彼长。若是天地寒热失衡，人体内的阴阳失调，那各种疾病，甚至疑难杂症都会接踵而至。《黄帝内经》中所谓"春夏养阳，秋冬养阴"就是为了应对这种变化而设立的四季养生总原则。尤其是最易被忽略的夏季养阳，很多人的风湿病起因其实不是在秋冬天，而是夏季不注意防寒导致的，需要我们提高警惕。

## 健康候诊室

### 晨起一杯凉水，到底好不好

刘婧："今天一开始，要给大家介绍一位特殊的男性，在他身上发生了一件很奇怪的事。"

王先生向来注意养生，运动、饮食、生活习惯等，他都十分在意。可以说，他就是《养生堂》节目广大忠实观众的一个代表。但最近他却经常打喷嚏，流鼻涕，频繁到已经影响正常工作和生活了。最让他无法忍受的是，伴随打喷嚏的是严重脱发以及虚弱无力。

刘婧："这就很奇怪了，王先生很注意养生，运动也不少，为什么会突然出现这么严重的病症呢？"

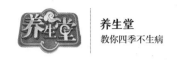

贺娟："这位王先生是我的患者，他最初来找我时，也是说自己一直身体很好，大学时还是校足球队的，平时也没有抽烟、喝酒的恶习。但不知怎么回事，最近几年他的身体却越来越差，头发也半秃了，鼻炎也很厉害，一直打喷嚏，据说性能力也在逐渐衰退。"

刘婧："他一定是在生活中做错了什么，或者吃错了什么吧？"

贺娟："是的，我仔细询问后，才发现他有每天起来喝一杯凉白开水的习惯，据他说这个习惯已经坚持了4年。殊不知，正是他的'坚持'，最终害了自己。"

刘婧："不是都说早上起来喝一杯凉白开水是好事吗？"

贺娟："这种说法由来已久，不管南方人还是北方人，似乎都有这个习惯。其实，如果长期喝凉水，对我们身体是弊大于利的，这早在《黄帝内经》里就有所阐述。"

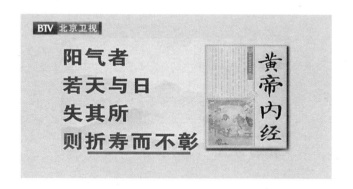

贺娟："这是《素问·生气通天论》里的话，所谓'生气'，就是生命之气，这里具体指的就是人体里的阳气。这句话的意思就是说：阳气之于我们人体，就像天和太阳之于整个自然界一样重要，若是阳气失去它正常的处所，也就是运行失常，我们的生命就会受到折损。"

刘婧："嗯，这句话好理解，有了阳光，生命才有生长发育的机会。"

贺娟："没错，所以每到春夏季节，阳光充足的时候，万物就非常繁茂，而到了秋冬天，太阳离我们稍微一远，阳光量一少，时间一短，万物的生机就逐渐开始凋落。阳光减少是时节变化，我们无法改变，但人体内部的阳气，我们却是可以把握的。"

刘婧："我懂了！所以王先生每天早起喝一杯凉水，就相当于每天都在过冬，长期以往就伤了阳气，是吗？"

贺娟："对！凉水喝多了容易伤阳，尤其是早上，因为阳气除了有四季的变化规律，一天 24 小时也有升降规律。早上正是阳气准备上升的时候，这时候一大杯凉水喝下去，阳气自然就受损了。"

## 名医会诊

**贺娟** | 北京中医药大学基础学院副院长

### 既要"做对"，也要"避错"

中医讲究"对的时候做对的事"，所以它既看重一年的四季养生，也注意每天的时辰养生。7：00～9：00 正是辰时，此时胃经当令，需要的是均衡营养，来一顿美味的早餐。但很多人起床后一杯凉水灌下，不仅压制了即将升起的阳气，也伤了胃，影响了一天的精气神。同样是《素问·生气通天论》

> **BTV 北京卫视**
>
> 故阳气者，一日而主外，平旦人气生，日中而阳气隆，日西而阳气已虚气门乃闭。
>
> ——《素问·生气通天论》

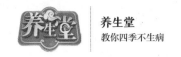
里，就有一段话对此做过解释。

这段话的大意是说：每天我们一醒，人体的阳气就到体表来了，开始逐渐升发，这个过程就是所谓的"平旦人气生"，"平旦"就是早上太阳刚出地平线的意思，而这里的"人气"其实就是阳气。阳气升到中午，也就是太阳正当空时，是最盛的。等到太阳偏西，渐渐落山，我们的阳气也渐渐向内转移。

在阳气一天的升发过程中，最关键的就是早上。7：00～11：00是辰时和巳时，分别是胃经和脾经当令，正是消积化食、吸收营养的时候，人体一天的动力都源自此时的脾胃运化。这时阳气平缓上升，脾胃就有"底气"，一天精力也十足；此时若阳气受损，脾胃就会"怠工"，人的一天就会疲乏无力。

所以说，晨起一杯凉水是非常不好的习惯。据我多年临床观察，北方有晨起喝凉水习惯的人，不管男女老少，短则半年，长则四五年，百分之八九十都会喝出各种毛病。比较常见的就是过敏性鼻炎和脾胃病，本来什么都能吃，后来渐渐就不能吃凉的，还有的女孩子会出现痛经，男性则会出现一定程度的性功能衰退。

所以，希望大家改掉早晨起来喝凉水的习惯，尤其是在炎热的夏季。人们都以为天热喝凉水没问题，其实夏天最重要的养生原则不是"避暑"，而是"防寒"。如果对的事情你没做，最多没有得到好处；但不对的事情只要做一次，坏处就立马出现了，更别说日积月累地做。养生一定要注意填补这些"短板"，否则其他方面做得再好，也是事倍功半。

## 春夏养阳，谨防空调伤阳

喜欢历史的朋友可能会发现这样一个规律：历朝历代最容易出现社会动荡的，就是三、四、五、六这几个月，也就是大家熟知的春夏之交。因此，聪明的君主都会在春夏之交施行一些宽柔的政策，尽量缓解矛盾。黄帝就明确指出：春夏之交对百姓要"生而不杀，欲而无夺，奖而不罚"。

其实，这与中医的养生之道也是相契合的。《素问·四气调神大论篇》写道："夫四时阴阳者，万物之根本也。所以圣人春夏养阳，秋冬养阴，以从其根，故与万物沉浮于生长之门。逆其根，则伐其本，坏其真矣。"也就是说人要效法自然的四时变化，春夏时养阳，秋冬时养阴，如此才能长顺久安，否则就会"伐其本，坏其真"。

例如夏季天热，很多人容易出汗，但在中医看来，出汗既是津液的消耗，也是阳气的散逸。很多人运动之后，一出汗就不热了，这就是阳气往外发散的结果。所以夏天其实是很容易阳虚的。另外，夏季阳气生发，人的肌肤腠理都是打开的，这时候一进入空调房，就很容易让寒气入体，导致感冒的发生。

这里为大家介绍一个比较典型的夏季空调伤阳的案例。

前几年，我们医学院招了一个安徽的女生，体检表显示她身体各方面都非常正常，但报到之后我们发现：她的手指是变形的，呈鸡爪样，走路也是很明显的 X 形腿。由于我们医科大学不是只有中医，还有一半的现代医学课程，要查体、做实验、做临床手术、进行床边诊疗，等等，她这种身体状况是做不了的，最后只能退学。

她之所以出现这种情况，原来是因为小学二年级放暑假时，父母上班，总留她一人在家做作业。她年纪小不懂事，每天都是开着空调、吃着冰淇淋。空调具体多少度她也不知道，就这样持续了一整个暑假。暑假结束后，她开始嚷嚷说关节疼，各种方法都试了，都没有很好的效果，因为类风湿是很难治的。结果家里人也没注意，第二年暑假还是如此。等到她上初中时，她的关节变形就非常严重了，而且这种变形是不可逆的。

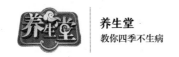
这并非个例，我曾去新加坡工作过两个月，新加坡的医疗保健制度非常好，可以说全球知名，但我看到当地街上 60 岁以上的老人不少都是佝偻的，直不起腰的。要是仔细观察，还会发现他们的肢体关节变形得非常厉害。原来，他们不管是在教室、办公室，还是在家里，夏季空调一般都调至 18 摄氏度以下。我们刚去时很不适应，一度夸张到要穿羽绒背心去上课。

最可怕的，就是这种不知不觉、日积月累的变化。当我们意识到的时候，往往已经生病了。到那时，再好的医疗系统也无济于事，因为很多伤害是不可逆的。

## 中医自修堂

### 当心"真寒假热"

中医判断一个人是阳虚还是阴虚，主要看他怕不怕冷。如果这个人怕冷，四肢畏寒，那就是阳虚；如果这个人特别容易潮热出汗，或者头部、面部容易长大包，就说明是阴虚。但我却遇到过这样一个特殊的案例。

20 多岁的张先生之前头部突然长了 2 处脓疮，我们都知道口腔溃疡、身体长脓包多是上火的症状，所以他赶紧吃了一些清火药。可是，吃药后他的脓疮却丝毫没有好转，反而更加严重，发展为 3~4 处之多。他找我看病时，这个毛病已经反反复复三年了。而且比较特殊的是，他头上的脓包是反复长的，很大，而且包消了之后，这个地方就不再长头发了，所以他的整个后脑勺都是花的。据他说，各种抗生素、清热解毒的中药都吃了，就是没有明显效果。我们知道，火热多是阴虚，而我仔细询问观察后却发现，他还有不少阳虚的症状，如舌头淡白、舌水滑苔，而且很怕冷。

原来，这位张先生是下寒上热证，也叫做真寒假热证。这是临床上一种比较复杂的情况，他明明是阴寒证，阳虚寒盛，但对外表现出来的却是一个火盛的情况，所以用抗生素和清热药是治不好的。

对此，《黄帝内经》提出了一种比较经典的治疗思路，叫"逆者正治，从者反治"。

一般治病的原则为：身体寒凉就用热药，热性症状就用凉药，这就是所

谓"逆者正治"。这里的逆是指用药的性质和疾病的性质相反的，这很好理解。关键在"从者反治"，也就是有些病反而要顺从他的某些症状来治疗。这是比较违反常识的，所以黄帝赶紧追问："具体哪些是反治？"岐伯的回答有些"悬乎"："热因热用，寒因寒用。"

其实这是一个倒装句，正确的顺序是：因热用热，因寒用寒，也就是基于你现在表现出的一派火热征象，我反而要用火热的药物来治疗。这针对的就是上面提到的真寒假热。真寒假热这种特殊情况是怎么来的呢？我们知道，人体的阴阳并非截然对立的，而是阳中有阴、阴中有阳，处在一个势均力敌的动态平衡中。若是平衡被打破，比如阳气太虚，阴气太盛，阳气就会被赶出去。由于火热都是向上走的，于是，阳气往上升浮，就造成我们头部、面部的火热证。这就是真寒假热，而不是单纯的阳亢火旺。

很多人缺乏专业医生指导，容易陷入一味"逆者正治"的误区，一有上火表现就吃寒凉的东西去热，结果仅剩的一点阳气也被打压了，阳虚更甚。

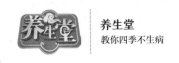

所以，建议大家不要贸然给自己开药，避免因不识真寒假热而造成身体更大的损伤。

一般来说，真寒假热证里除了明显的假热症状外，也会伴随一些真寒的症状。比如，某人虽然面部长痤疮，但他的手脚是冰凉的，肚子和腰也是凉的；而且一般多伴有小便频数，一喝水就想尿尿，一晚上可以起夜很多次；另外，稍微吃点凉的东西就腹泻；如果伸出舌头来看，他的舌苔还会呈现一种水滑白。如果让医生来诊治，还会发现他的脉比别人弱，搏动细微。

## 千金良方

### 爽口酸梅汤：清热不伤阳

如果我们在夏季不注意养阳，有一些不好的生活习惯，比如说经常喝凉水、吃冰淇淋、吹凉空调等，且身体已经出现了一些阳虚的问题，那在及时规避这些不良习惯之余，又该如何科学地消暑清热呢？这里给大家推荐一种很好的食物，它就是酸酸甜甜的乌梅。

也许有人会奇怪，乌梅不是酸梅汤的原料吗？酸梅汤也是清凉消暑的，为何能不伤阳气呢？首先，我们来横向对比一下夏季另外两款常见的消暑饮品——凉茶和绿豆汤。凉茶是三者中寒性最大的，因为它包含很多苦寒的中草药，比如菊花、金银花、夏枯草等。绿豆汤的寒性不及凉茶，最多属于凉，而不是寒——这两者在中医概念里还是有不小区别的。而酸梅汤和这两者又不一样，它并非通过寒或凉来避暑，它主要靠的是养阴。

酸梅汤酸酸甜甜，而《黄帝内经》里有"酸甘化阴"的说法，所以酸梅汤是通过滋养人体的"阴"来制约"阳"的，而且清的主要是"虚热"。它本身凉性很小，如果加热并放温后饮用，甚至对人体阳气还有一定的养护作用。另外，酸梅汤的原料乌梅本身就是一味很好的中药，有非常好的抗过敏作用。它和蝉衣作为一个药对，经常被用来联手治疗过敏引起的皮肤瘙痒、起红疹、眼睛痒，等等。

## 肉苁蓉：暖而不燥，滑而不泄

夏季养阳，再给大家推荐一款大部分人比较陌生的食物：肉苁蓉。它生于沙漠地带，被誉为沙漠人参，十分珍贵，古代多被用作向皇帝进贡的贡品。

关于肉苁蓉，还有一则生动的历史传说：成吉思汗有一次被三万人马偷袭。成吉思汗仓促应战，节节败退，最后带残部来到长满梭梭的一片沙地上。梭梭是一种沙漠植物，而肉苁蓉就是寄生在梭梭根部的寄生植物。就在成吉思汗的将士无比饥饿、困乏时，突然他的战马一声长啸，使劲扒梭梭根，结果刨出了肉苁蓉。成吉思汗立刻命令将士掘开梭梭，挖出不少肉苁蓉当干粮。没想到他们吃完肉苁蓉后浑身是劲，一点不觉得疲乏，反过头来就把敌人打跑了。

这则传说从侧面证明了肉苁蓉的补益效果。明代的《本草汇言》就曾记载肉苁蓉，说它可以养命门、滋肾气、补精血，而且是平补之剂，补而不峻，暖而不燥，滑而不泄。很多老年人阳虚都会伴随着大便干结，十分痛苦，这时"滑而不泄"的肉苁蓉就能派上用场了，它既能补身体的阳气，又可以润滑肠道，一举两得。

肉苁蓉一般的用法是开方跟其他药一块煮，如果单用肉苁蓉的话，可以煲汤。夏天喝羊肉汤温补阳气时，就可以加一点肉苁蓉。另外，还可以将肉苁蓉切丁后，放在粥里来吃。一般一个人喝的粥量，加30克左右的肉苁蓉就够了。

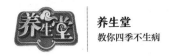

# 冬病夏治，
# 夏贴三伏养正气

三伏天闷热难耐，不过对于一些患者而言，却是"冬病夏治"的好时机，而三伏贴就是大家最热衷的一种方式。三伏贴是利用夏季的炎热气候及人体阳气最旺盛的客观条件，在相应穴位上贴敷特定的药物，以达到治疗某些疾病的目的。当然，三伏贴不是人人适用，贴完也有很多注意事项，大家不妨跟着本节内容学习一下。

## 健康候诊室

### 三伏贴不是万能贴，别盲目跟风

悦悦："一到三伏天，很多中医院里就排起了长队，他们大多是来贴三伏贴的。不过，这里要提醒一句：三伏贴并非人人适用的。刘老，请您总结下有哪些人不适合用？"

刘保延："三伏贴其实属于中医里冬病夏治的一种疗法。所以，如果你的病不属于冬病的范畴，那就不太适合在夏天贴三伏贴了。"

房繄恭："是的，这里跟大家分享一个我们在 2010 年夏天碰到的案例。"

有个老大爷在贴敷时跟医生抱怨，说他已经贴过一次了，但是不管用，反而感觉病情更严重了。医生跟老大爷聊了几句后才发现，这个老大爷是听邻居说贴敷治疗哮喘效果很好，才过来排队贴了一次。因为第一次贴敷的时候，他的病情比较平稳，所以贴完以后就回家了。但其实老大爷的哮喘有一个特点，那就是在夏天病情比较重，等天气转凉后，病情反倒变轻了。

房繁恭："这位患者的情况就不属于冬病，所以不适合进行冬病夏治的疗法。这也提醒我们，以后在调理身体时要根据自己的病情进行，不要盲目跟风。"

悦悦："所以，想要贴三伏贴的朋友最好提前去医院就诊，看看自己是否适合。我还想问下，那冬病有什么特点吗？大家可以据此做个简单的判断。"

刘保延："我们可以从两方面来做一个粗略的判断。第一，病情有明显的季节性特点，多在冬季病情变重，或者容易反复发作。到了夏天病情就比较平稳，或者处于缓解期。第二，受寒常作为一个诱发因素，会令旧病发作，或令已有病情加重。像老慢支，一些慢性哮喘，小儿反复性呼吸道感染，还有顽固性的老寒腿等都属于冬病。"

悦悦："大家要记住，一定要具备上面这两个要求，才能够判断疾病是否属于冬病的范畴。"

## 名医会诊

**刘保延** ｜ 中国中医科学院常务副院长

**房繁恭** ｜ 中国中医科学院针灸医院主任医师

### 炎夏阳气旺盛，穴位贴敷正当时

三伏天闷热难耐，却是冬病夏治的好时机，很多人选择在这段时间去医院进行穴位贴敷。因为三伏天的气温是一年中最高的时候，此时机体阳气充沛、毛孔张开，以中药直接贴敷于穴位，更有利于穴位刺激和药物的渗透吸收。另外，好发于冬季或在冬季病情加重的疾病，到了夏天会相对缓和，这

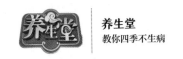

时候进行穴位贴敷具有扶正阳气、预防旧疾复发的效果。

三伏贴最早源自清代名医张璐的《张氏医通》。当时张璐采用白芥子等四味中药，磨成粉末，之后用姜汁调成膏状，贴敷在穴位上，目的是治疗"冷哮"，也就是虚寒性哮喘。第二年，他发现经过贴敷的哮喘患者病情明显减轻，还有很多患者痊愈了。从此以后，这种疗法便一直传承到现在。

### 认清三伏贴的常用背部穴位

三伏贴的常用穴位有两类：背部的穴位和前胸部的穴位。这里我们主要介绍一下位于背部的穴位。

想要找准穴位，我们首先要确定相应的椎体棘突。临床上最重要的解剖标志通常选用第七颈椎。当我们低头时，在表皮摸起来最高的椎体棘突即为第七颈椎棘突。有的人低头时摸到的高处可能是第一胸椎。那该如何区分呢？方法很简单，当我们左右转头时，能活动的椎体就是第七颈椎，位于它下方的不动椎体则是第一胸椎。另外，如果向后仰头，第七颈椎的棘突会呈现消失的状态。

**1. 大椎穴。**大椎穴是督脉的穴位，督脉总督人体的一身之阳。大椎穴又是人体的督脉与人体六阳经的交汇穴，所以临床上常用大椎穴来振奋人体的一身之阳。我们提到的"冬病夏治"原理，其实主要也是借助夏季炎热的天气来振奋人体的阳气。大椎穴特别好找，它就位于第七颈椎下方的凹陷处。

**2. 肺俞穴。**肺俞穴属于足太阳膀胱经，是肺脏的背俞穴。足太阳膀胱经有卫外功能，可防御外邪入侵。像老慢支、哮喘这类疾病，都与肺密切相关。所以，肺俞穴也是贴敷的一个重要穴位。

肺腧穴怎么找呢？大椎穴的下面是第一胸椎的棘突，向下沿棘突逐个触摸至第三胸椎的棘突，在它下方凹陷处旁开1.5寸的地方就是肺俞穴。我们将肩胛角（俗称"膀缝"）到脊柱中线的距离定义为3寸，取其中的1/2，就是后正中线旁开1.5寸的地方。

**3. 膏肓穴**。膏肓穴也是足太阳膀胱经的穴位。"病入膏肓"这个成语相信大家都非常熟悉，膏肓穴经常用来治疗人体的一些虚损性疾病，它能扶助人体阳气，是临床常用的保健穴位。

寻找膏肓穴时，同样需要先找到第七颈椎，之后沿着椎体棘突向下找到第四胸椎棘突，该穴就位于第四胸椎棘突下方凹陷处旁开3寸的位置。刚才我们讲到膀缝到后正中线是3寸的距离，我们在取这一穴位的时候，可以让患者手臂触摸对侧臂膊，这样穴位就显露得非常清楚了。

这三个穴位就是三伏贴常用的背部穴位。当然根据个体病情的不同，还可以选用一些其他的穴位，比如脾俞穴、肾俞穴等。如果喘得比较厉害，可以选用定喘穴。定喘穴位于第七颈椎棘突下，旁开0.5寸的位置。

找好穴位后，接着消毒，之后就可以将药膏对准穴位贴上去了。尽量将贴片抚平，按压牢固。

## 贴三伏贴的常见问题

由于三伏贴是比较专业的中医疗法，所以很多人都有不少疑问，下面就帮大家详细而全面地解答一下。

**1. 三伏贴需要贴多久？** 成人和儿童贴敷的时间不一样，一般而言，成人贴3~4个小时，儿童贴1~2小时。贴敷时间也可以根据自己的感觉来判断。因为三伏贴中含有生姜等刺激性药物，有的人耐受性差一点。贴的过程中，如果感到发热，那没什么问题；但若是有刺痛感，就可以将三伏贴揭掉了。没有不良反应者，则可贴上4个小时。

**2. 三伏贴必须在初伏的第一天贴吗？** 平时我们所说的三伏贴是指分别在头伏、二伏、三伏的第一天去做穴位贴敷。所以往往在这几天，医院里贴三伏贴的人非常多。其实，从我们目前的观察来看，第一天贴的与第二天、第三天贴的，疗效看不出太多差别。因此，建议只要在三伏天这个阶段，都可

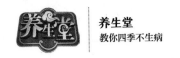

以去贴，不一定非得扎堆去贴。

**3. 三伏天怎么计算？**三伏天是指中原地区一年中最热的 30 或 40 天，是按照农历来算的。一般三伏天在阳历的 7 月中下旬至 8 月上旬，但每年入伏的时间不固定，中伏的长短也不相同。简答来说，从夏至后第 3 个"庚"日算起：初伏 10 天，中伏 10 天或 20 天，末伏 10 天。

例如 2017 年，三伏天一共持续 40 天，从 7 月 12 日开始，到 8 月 20 日结束。

2017 年初伏时间：2017 年 7 月 12 日—7 月 21 日，10 天；

2017 年中伏时间：2017 年 7 月 22 日—8 月 10 日，20 天；

2017 年末伏时间：2017 年 8 月 11 日—8 月 20 日，10 天。

而 2018 年的三伏天又不一样，它持续 40 天，从 7 月 17 日开始，到 8 月 25 日结束。

2018 年初伏时间：2018 年 7 月 17 日—7 月 26 日，10 天；

2018 年中伏时间：2018 年 7 月 27 日—8 月 15 日，20 天；

2018 年末伏时间：2018 年 8 月 16 日—8 月 25 日，10 天。

**4. 去贴敷前，有哪些注意事项？**贴敷的前一天最好洗个澡，尤其是对于油性皮肤的患者更要如此。去医院时，建议随身带一块小毛巾，这样在贴敷前可以擦擦贴敷部位的汗液，便于粘贴得更牢固。另外，建议身着颜色偏深、舒服宽松且不太昂贵的衣服。因为贴敷后有时会渗出药液，容易污染衣物，有时很难清洗干净。

**5. 贴敷的过程中有时候会出现水泡，该如何处理呢？**贴敷过程中起水泡其实是一种正常的身体反应。《张氏医通》中就提到，在贴敷时最好能起水泡，这样效果会更好。只不过，现在很多人不能接受这种情况，所以医院延长了贴敷时间，减轻了药物用量，让中药贴敷更适合保健。从目前的研究来看，还没有证据说明贴敷时到底是起水泡好，还是不起水泡更好。

贴敷的药物毕竟都有一定的刺激性，难免会起水泡。如果水泡比较小，可不用处理，让它自行吸收即可。如果水泡比较大，那最好到医院处理一下。

**6.三伏贴撕掉以后多久可以洗澡?** 不建议立即洗澡，但过几个小时后可以去洗澡。洗澡时不要使劲揉搓贴敷部位，也不要使用化学性的洗剂，最好只用清水。平时不宜在温度过冷的房间里待太久，也要避免空调或者风扇直接吹到贴敷的部位。

另外，贴完三伏贴尽量不要去挤公交车或地铁，以免拥挤和炎热令贴敷的药物早早脱落。当然，如果公交上或地铁不是处于高峰期，里面也比较宽敞、凉快，那就另当别论了。

## 中医自修堂

### "治未病"与"治已病"

用三伏贴"冬病夏治"，其实在中医看来既是被动的，也是主动的。说它被动，是因为一般身体有旧的"冬病"，才需要"夏治"；说它主动，是因为中医讲究"不治已病治未病"，用三伏贴对冬病复发有一定的预防效果，也算是"治未病"。

"治未病"并非今天才有的医疗保健思想，古人早就说过："圣人不治已病治未病；不治已乱治未乱。"也就是说，要在人体还没患病前，及时养生健体，防患于未然，即治病要"治未病"。这是传统中医的经典理论：防重于治。

这里所说的"治未病"，是和"治已病"相对而言的。我们知道，任何事物都有一个从开端到发展到强盛，最后衰落的过程，疾病也不例外。相对于针对衰落阶段的"治已病"，"治未病"更着重于疾病开端前后的阶段。例如在生活中，我们如果突然发生咳嗽、流鼻涕、头疼脑热等症状，就要及

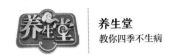

时进行调理，否则就容易发展成更严重的疾病。这在《素问·阴阳应象大论》中就有生动的描述："风邪之至，疾如风雨。故善治者治皮毛，其次治肌肤，其次治筋脉，其次治六腑，其次治五脏。治五脏者，半死半生也。"

所以说，最高明的医生是"善治者治皮毛"，这里不是说他们擅长治疗皮肤病，而是说他们能够在病症刚开始的阶段，便将其控制住，最大限度地保证身体不受疾病困扰。那具体如何"治未病"呢？除了《黄帝内经》里的养生理论，我们还应该利用好《本草纲目》里药食同源的一些理论。

## 药食同源，均衡膳食治未病

"药食同源"是指药物和食物并没有明确的分界线，很多材料既可以做果腹之食，也能做治病之药。远古传说中的伏羲氏"制九针"，燧人氏"钻木取火"，伊尹"制汤液"等，均证明了人们日常使用的衣、食、针灸和汤药等并不是先后孤立地出现的。

因此，早在几千年前，人们就认识到药与食并不是单一存在、明确分开的。这种认识经过中医药学的发展，就成了"药食同源"的理论。发展至今，"药食同源"理论已经渐渐衍生出"食疗为主，药疗为辅"的养生理论，这点也已经被全世界人民所认识。如果我们能够科学合理地搭配膳食，全面补充人体所需的各种营养，以此妥善调节好人体的阴阳平衡，那么，许多常见疾病都可以被很好地预防。

随着科学的进步，人们越来越认识到膳食营养平衡对保持身体健康的重要性。但是，如何才能合理安排日常饮食，从而保证饮食中所含营养能满足人体所需呢？无数医家最为推荐的饮食结构原则是："五谷为养，五畜为益，五果为助，五菜为充。"这一原则结合最新的营养学研究，即可得出一个最为健康合理的膳食金字塔。

金字塔第一层，即底层，所占的比重最大，包括薯类和禾谷类。米、面、杂粮等属于禾谷类食物，薯类则有甘薯、土豆、木薯等。这一类食物含有丰富的糖分、膳食纤维等，能有效补充人体所需的蛋白质、糖类、膳食纤维等，因而处于健康膳食金字塔的第一层。

金字塔第二层的食物为蔬菜水果类，包括常吃的蔬菜、植物根茎、果实等，这类食物含有丰富的膳食纤维、C族维生素、矿物质和胡萝卜素等，因而位于膳食金字塔的第二层。

金字塔第三层的食物为动物性食物，包括各种肉类、蛋、奶等。这一类食物含有大量的蛋白质、脂肪等，能够提供人体所必需的矿物质、A族维生素、B族维生素和蛋白质等。

金字塔第四层的食物为豆类、坚果类及其制品，大豆及其他干豆类即属于这一类食物。豆类及其制品因含有膳食纤维、蛋白质、脂肪、B族维生素和矿物质等营养元素，为人体所必需，因而位于膳食金字塔的第四层。

金字塔第五层为纯热能食物，做菜时用的淀粉、食用糖等辅料，以及动植物油、酒类等就属于这一类别，纯热能食物主要提供能量，所以处在膳食金字塔的顶端。建议不要过多摄取纯热能食物，成人每天摄入量控制在25克之内为宜。

总之，要做到膳食营养平衡，就要严格遵循科学的膳食调整原则，建立起科学的膳食观，养成健康的饮食习惯，科学合理地安排饮食，保证人体营养的平衡，才能达到"治未病"的目的，长久保持身体健康。

## 千金良方

### 黄芪乌鸡汤，贴敷好帮手

前面提到"药食同源"的理论，为了配合夏季穴位贴敷，大家可以选择

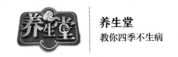

一些很有药效的食物食用，例如黄芪乌鸡汤。

黄芪大家都知道，在中医里是补气的，还有固表、止汗等作用。同时，它对肺的作用也比较好，可以让肺气宣通，治疗一些肺部的病变。而乌鸡属于黑色食物，黑色入肾，所以乌鸡有补肾滋阴的功效。这两者配合起来，可以提高人体的正气。

夏贴三伏主要就是因为人体的正气不足、阳气亏损，所以到了冬天时才容易发病。因此这款汤是很有针对性的。很多人觉得选购乌鸡时要买小的，比较嫩，其实从生长期的角度来说，小的乌鸡生长时间短，营养价值也会受到影响，所以建议买体型稍大、肉质饱满的乌鸡。

黄芪乌鸡汤的制作方法如下：

材料：乌鸡1只，黄芪100克，毛芋头、胡萝卜、大枣、枸杞子、料酒、盐、胡椒粉各适量。

制作方法：

1.将乌鸡处理干净，切块；毛芋头洗净去皮；胡萝卜洗净去皮，切块待用。

2.开水下锅，将乌鸡焯水后捞出洗去血污，备用。

3.冷水下锅，将乌鸡、毛芋头、胡萝卜、黄芪、大枣、枸杞子、料酒同时下锅，熬制约90分钟。

4.出锅前，加入适量盐、胡椒粉调味即可。

炖这款黄芪乌鸡汤的时候，选择放入适量的毛芋头，是因为毛芋头的口感略有甜香，吃起来很甜，将毛芋头炖出味后会抑制一部分苦味，中和汤的味道。胡萝卜也有这种效果，可以让汤更好喝。

# 附录 1
# 中医体质分类与判定标准

中华中医药学会于 2009 年 4 月 9 日发布了《中医体质分类与判定标准》，这是我国首部用来指导和规范中医体质研究及应用的文件，其主要作用在于为体质辨识及与中医体质相关疾病的防治、养生等提供了明确的依据，使体质分类更加科学化、规范化。

该标准基于 21948 例流行病学的调查结果初步制定，且经中医临床专家、流行病学专家、体质专家多次论证，因此具有权威的指导性和可参照性。该标准将体质分为平和质、气虚质、阳虚质、阴虚质、痰湿质、湿热质、血淤质、气郁质以及特禀质九种类型。下面是根据该标准制定的《中医体质分类与判定自测表》。

请回答下表中的全部问题，每一个问题按 5 级评分，计算原始分及转化分，依据标准判定体质类型。

原始分＝各个条目分值相加

转化分数＝[（原始分－条目数）／（条目数 ×4）] ×100

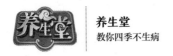
## 【平和体质】

| 根据近一年的体验和感觉，回答以下问题 | 没有（根本不） | 很少（有一点） | 有时（有些） | 经常（相当） | 总是（非常） |
|---|---|---|---|---|---|
| 精力充沛吗 | 1 | 2 | 3 | 4 | 5 |
| 容易疲乏吗 * | 1 | 2 | 3 | 4 | 5 |
| 说话声音低弱无力吗 * | 1 | 2 | 3 | 4 | 5 |
| 感到闷闷不乐、情绪低沉吗 * | 1 | 2 | 3 | 4 | 5 |
| 比一般人耐受不了寒冷吗 * | 1 | 2 | 3 | 4 | 5 |
| 能适应外界自然和社会环境的变化吗 | 1 | 2 | 3 | 4 | 5 |
| 容易失眠吗 * | 1 | 2 | 3 | 4 | 5 |
| 容易忘事（健忘）吗 * | 1 | 2 | 3 | 4 | 5 |
| 判断结果： □是　　□基本是　　□否 | | | | | |

## 【阳虚体质】

| 根据近一年的体验和感觉，回答以下问题 | 没有（根本不） | 很少（有一点） | 有时（有些） | 经常（相当） | 总是（非常） |
|---|---|---|---|---|---|
| 手脚发凉吗 | 1 | 2 | 3 | 4 | 5 |
| 胃脘部、背部或腰膝部怕冷吗 | 1 | 2 | 3 | 4 | 5 |
| 感觉怕冷、衣服比别人多穿吗 | 1 | 2 | 3 | 4 | 5 |

续表

| 根据近一年的体验和感觉，回答以下问题 | 没有（根本不） | 很少（有一点） | 有时（有些） | 经常（相当） | 总是（非常） |
|---|---|---|---|---|---|
| 比一般人耐受不了寒冷吗 | 1 | 2 | 3 | 4 | 5 |
| 比别人容易感冒吗 | 1 | 2 | 3 | 4 | 5 |
| 吃凉的东西感到不适或怕吃凉的东西吗 | 1 | 2 | 3 | 4 | 5 |
| 受凉或吃凉的东西后，容易腹泻吗 | 1 | 2 | 3 | 4 | 5 |
| 判断结果：　□是　　□基本是　　□否 | | | | | |

【阴虚体质】

| 根据近一年的体验和感觉，回答以下问题 | 没有（根本不） | 很少（有一点） | 有时（有些） | 经常（相当） | 总是（非常） |
|---|---|---|---|---|---|
| 感到手脚心发热吗 | 1 | 2 | 3 | 4 | 5 |
| 感觉身体、脸上发热吗 | 1 | 2 | 3 | 4 | 5 |
| 皮肤或口唇干吗 | 1 | 2 | 3 | 4 | 5 |
| 口唇的颜色比一般人红吗 | 1 | 2 | 3 | 4 | 5 |
| 容易便秘或大便干燥吗 | 1 | 2 | 3 | 4 | 5 |

| 根据近一年的体验和感觉，回答以下问题 | 没有（根本不） | 很少（有一点） | 有时（有些） | 经常（相当） | 总是（非常） |
|---|---|---|---|---|---|
| 面部两颧潮红或偏红吗 | 1 | 2 | 3 | 4 | 5 |
| 感到眼睛干涩吗 | 1 | 2 | 3 | 4 | 5 |
| 感到口干咽燥，总想喝水吗 | 1 | 2 | 3 | 4 | 5 |
| 判断结果： □是　　□基本是　　□否 | | | | | |

【气虚体质】

| 根据近一年的体验和感觉，回答以下问题 | 没有（根本不） | 很少（有一点） | 有时（有些） | 经常（相当） | 总是（非常） |
|---|---|---|---|---|---|
| 容易疲乏吗 | 1 | 2 | 3 | 4 | 5 |
| 容易气短（呼吸短促，接不上气）吗 | 1 | 2 | 3 | 4 | 5 |
| 容易心慌吗 | 1 | 2 | 3 | 4 | 5 |
| 容易头晕或站起时晕眩吗 | 1 | 2 | 3 | 4 | 5 |
| 比别人容易感冒吗 | 1 | 2 | 3 | 4 | 5 |
| 喜欢安静、懒得说话吗 | 1 | 2 | 3 | 4 | 5 |
| 说话声音低弱无力吗 | 1 | 2 | 3 | 4 | 5 |

续表

| 根据近一年的体验和感觉，回答以下问题 | 没有（根本不） | 很少（有一点） | 有时（有些） | 经常（相当） | 总是（非常） |
|---|---|---|---|---|---|
| 活动量稍大就容易出虚汗吗 | 1 | 2 | 3 | 4 | 5 |
| 判断结果：　□是　　□基本是　　□否 | | | | | |

## 【气郁体质】

| 根据近一年的体验和感觉，回答以下问题 | 没有（根本不） | 很少（有一点） | 有时（有些） | 经常（相当） | 总是（非常） |
|---|---|---|---|---|---|
| 感到闷闷不乐、情绪低沉吗 | 1 | 2 | 3 | 4 | 5 |
| 容易精神紧张、焦虑不安吗 | 1 | 2 | 3 | 4 | 5 |
| 多愁善感、感情脆弱吗 | 1 | 2 | 3 | 4 | 5 |
| 容易感到害怕受惊吓吗 | 1 | 2 | 3 | 4 | 5 |
| 胁肋或乳房胀痛吗 | 1 | 2 | 3 | 4 | 5 |
| 无缘无故叹气吗 | 1 | 2 | 3 | 4 | 5 |
| 咽喉部有异物感，且吐不出、咽不下吗 | 1 | 2 | 3 | 4 | 5 |
| 判断结果：　□是　　□基本是　　□否 | | | | | |

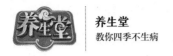
【 湿热体质 】

| 根据近一年的体验和感觉，回答以下问题 | 没有（根本不） | 很少（有一点） | 有时（有些） | 经常（相当） | 总是（非常） |
|---|---|---|---|---|---|
| 面部和鼻尖有油腻感，或者油亮发光吗 | 1 | 2 | 3 | 4 | 5 |
| 容易生痤疮或疮疖吗 | 1 | 2 | 3 | 4 | 5 |
| 感到口苦或嘴里有异味吗 | 1 | 2 | 3 | 4 | 5 |
| 大便黏滞不爽，有解不尽的感觉吗 | 1 | 2 | 3 | 4 | 5 |
| 小便时尿道有发热感，尿色浓吗 | 1 | 2 | 3 | 4 | 5 |
| 带下色黄吗( 女性 ) | 1 | 2 | 3 | 4 | 5 |
| 阴囊部位潮湿吗（男性） | 1 | 2 | 3 | 4 | 5 |
| 判断结果： □是　　□基本是　　□否 | | | | | |

【 痰湿体质 】

| 根据近一年的体验和感觉，回答以下问题 | 没有（根本不） | 很少（有一点） | 有时（有些） | 经常（相当） | 总是（非常） |
|---|---|---|---|---|---|
| 感到胸闷或腹部胀满吗 | 1 | 2 | 3 | 4 | 5 |
| 感到身体沉重不轻松或不爽快吗 | 1 | 2 | 3 | 4 | 5 |
| 腹部肥满松软吗 | 1 | 2 | 3 | 4 | 5 |

续表

| 根据近一年的体验和感觉，回答以下问题 | 没有（根本不） | 很少（有一点） | 有时（有些） | 经常（相当） | 总是（非常） |
|---|---|---|---|---|---|
| 有额部油脂分泌多的现象吗 | 1 | 2 | 3 | 4 | 5 |
| 上眼睑比别人肿吗 | 1 | 2 | 3 | 4 | 5 |
| 嘴里有黏黏的感觉吗 | 1 | 2 | 3 | 4 | 5 |
| 平时痰多，特别是咽喉部感觉有痰吗 | 1 | 2 | 3 | 4 | 5 |
| 舌苔厚腻或有舌苔厚厚的感觉吗 | 1 | 2 | 3 | 4 | 5 |
| 判断结果：　□是　　□基本是　　□否 | | | | | |

## 【血淤体质】

| 根据近一年的体验和感觉，回答以下问题 | 没有（根本不） | 很少（有一点） | 有时（有些） | 经常（相当） | 总是（非常） |
|---|---|---|---|---|---|
| 皮肤在不知不觉中出现青紫淤斑吗 | 1 | 2 | 3 | 4 | 5 |
| 两颧下有细微红丝吗 | 1 | 2 | 3 | 4 | 5 |
| 身体有哪里疼痛吗 | 1 | 2 | 3 | 4 | 5 |
| 面色晦黯或容易出现褐斑吗 | 1 | 2 | 3 | 4 | 5 |
| 容易有黑眼圈吗 | 1 | 2 | 3 | 4 | 5 |
| 舌苔厚腻或有舌苔厚厚的感觉吗 | 1 | 2 | 3 | 4 | 5 |

| 根据近一年的体验和感觉，回答以下问题 | 没有（根本不） | 很少（有一点） | 有时（有些） | 经常（相当） | 总是（非常） |
|---|---|---|---|---|---|
| 容易忘事（健忘）吗 | 1 | 2 | 3 | 4 | 5 |
| 口唇颜色偏黯吗 | 1 | 2 | 3 | 4 | 5 |
| 判断结果：□是　　□基本是　　□否 | | | | | |

【特禀体质】

| 根据近一年的体验和感觉，回答以下问题 | 没有（根本不） | 很少（有一点） | 有时（有些） | 经常（相当） | 总是（非常） |
|---|---|---|---|---|---|
| 没有感冒时也会打喷嚏吗 | 1 | 2 | 3 | 4 | 5 |
| 没有感冒时也会鼻塞、流清鼻涕吗？ | 1 | 2 | 3 | 4 | 5 |
| 有季节变化、温度变化的哮喘吗 | 1 | 2 | 3 | 4 | 5 |
| 容易过敏（药物、食物、气味、花粉）吗 | 1 | 2 | 3 | 4 | 5 |
| 容易起荨麻疹吗 | 1 | 2 | 3 | 4 | 5 |
| 皮肤因过敏出现紫癜 | 1 | 2 | 3 | 4 | 5 |
| 皮肤曾一抓就红，并出现抓痕吗 | 1 | 2 | 3 | 4 | 5 |
| 判断结果：□是　　□基本是　　□否 | | | | | |

（注：标有*的条目需先逆向计分，即：1→5，2→4，3→3，4→2，5→1，再用公式转化分）

判定标准：平和质为正常体质，其他八种体质为偏颇体质。判定标准见下表：

| 体质类型 | 条件 | 判定结果 |
|---|---|---|
| 平和体质 | 转化分 ≥ 60 分 | 是 |
| | 其他八种体质转化分均 < 30 分 | |
| | 转化分 ≥ 60 分 | 基本是 |
| | 其他八种体质转化分均 ≤ 40 分 | |
| | 不满足上述条件者 | 否 |
| 偏颇体质 | 转化分 ≥ 40 分 | 是 |
| | 转化分 30 ~ 39 分 | 倾向是 |
| | 转化分 < 30 分 | 否 |

示例

1.某人各体质类型转化分如下：平和质75分，气虚质56分，阳虚质27分，阴虚质25分，痰湿质12分，湿热质15分，血淤质20分，气郁质18分，特禀质10分。根据判定标准，虽然平和质转化分≥60分，但其他8种体质转化分并未全部<40分，其中气虚质转化分≥40分，故此人不能判定为平和质，应判定为气虚质。

2.某人各体质类型转化分如下：平和质75分，气虚质16分，阳虚质27分，阴虚质25分，痰湿质32分，湿热质25分，血淤质10分，气郁质18分，特禀质10分。根据判定标准，平和质转化分≥60分，同时，痰湿质转化分在30~39分之间，可判定为痰湿质倾向，故此人最终体质判定结果基本是平和质，有痰湿质倾向。

# 附录 2
# 古今医学常用单位对照表

| 古今医学常用单位对照表 | | | |
|---|---|---|---|
| **重量单位(十六进位制)** | | **用药剂量单位** | |
| 古代 | 现今 | 古代 | 现今 |
| 一厘 | 约等于十毫（0.03125克） | 一方寸匕 | 约等于2.7毫升，或金石类药末约2克；草木类药末约1克 |
| 一分 | 约等于十厘（0.3125克） | 一钱匕 | 约等于5分6厘，或2克 |
| 一钱 | 约等于十分（3.125克） | 一刀圭 | 约等于一方寸匕的十分之一，即0.1克 |
| 一两 | 约等于十钱（31.25克） | 一撮 | 约等于四刀圭，即0.4克 |
| 一斤 | 约等于十六两（500克） | 一勺 | 约等于十撮，即4克 |
| | | 一合 | 约等于十勺，即40克 |
| | | 一升 | 约等于十合，即400克 |
| | | 一斗 | 约等于十升，即4000克 |
| | | 一斛 | 约等于五斗，即20千克 |
| | | 一石 | 约等于二斛或十斗，即40千克 |

续表

| 古今医学常用单位对照表 | | | |
|---|---|---|---|
| 重量单位(十六进位制) | | 用药剂量单位 | |
| 古代 | 现今 | 古代 | 现今 |
| | | 一铢 | 一两等于二十四铢,十六两为500克,一铢约等于1.3克 |
| | | 一片 | 以一钱重量作为一片计算,约为2克 |
| | | 一茶匙 | 约等于4毫升 |
| | | 一汤匙 | 约等于15毫升 |
| | | 一茶杯 | 约等于120毫升 |
| | | 一饭碗 | 约等于240毫升 |

# 附录 3
# 如何鉴别真假中药材

中药材种类繁多，《本草纲目》中收录的药材就有近 2000 种，经过几百年的发展，又有更多物质的药性被发现了。这些药材的药用部位不一，也就使得鉴别时对其观察的方法和重点不完全相同。

在对中药材进行鉴别的过程中，因鉴别对象的复杂性，使得鉴定的方法也趋向多样化。运用多种鉴定方法对中药材进行鉴定时，因鉴定对象的不同，鉴定的重点部位、方法也不同。而且，如果有疑问，必须将鉴定对象与正品标本核对比较，或采用多种鉴定方法综合鉴定，确保鉴定结果准确。

现将中药材各部位鉴别时需要注意的普遍要点阐释如下：

1. 全草类药材鉴定。这类药材是将草本植物的全株或地上部分作为药材使用，对全草类药材进行鉴别主要应观察它的根、茎、叶、花、果、种子等部分。

2. 皮类（包括干皮和根皮）药材鉴定。对这类药材进行鉴别的时候首先应观察它的形状，像黄柏呈板状、厚朴卷筒形；其次要观察它的外表面，像地骨皮的外表面是鳞片状的，而丹皮的外表面则呈平滑状；再者是观察皮类药材的内表皮，一般来说，这类药材的内表皮都是比较平滑且颜色较深的；还有就是观察它的断面，每种药材其断面也是不同的，像川楝皮的断面是纤维状，而杜仲的断面既有丝状的，也有的呈平坦状；最后还要注意它的气味，像杠柳皮气香味苦等。

**3. 茎木类药材鉴定**。在鉴定这一类药材时，主要注意的地方就是它的形状，通常来说呈圆柱形或者方柱形的较多；另外注意气味，像桂枝气味为香辣等；还要观察其表面，有的膨大，有的皱缩，还有一些平滑，视药材不同而定。此外，还要观察此类药材的皮孔、断面。例如草质茎类药材多数是纤维性的，中空，易折断，典型像麻黄；而木质茎类的药材则相比之下多为坚硬的，其断面呈放射状射线或年轮。

**4. 根（根茎）类药材的鉴定**。此类药材先要从整体查看其形状、大小，如半夏呈球形，而萝卜是柱状的，大黄则呈块状；然后是闻其味，像当归的气味芳香，味道微苦，而黄连味道极苦，党参微甜；再者是观察其表面特征，比如表面质地是平滑还是粗糙，颜色如何，有无裂纹、皱纹等；此外还要注意它的质地，像黄芪的质地是纤维性的，附子质地坚硬，而党参质地柔韧，贝母则为粉性；最后还可以观察其断面，断面的鉴别也是非常重要的。

现在市场上的药材良莠不齐，甚至很多急功近利的不法分子还利用某些色、香、味、形相似的动植物冒充名贵的中药销售，使得不少顾客上当受骗。为了提高大家的鉴别能力，在介绍完鉴别的方法与注意事项后，再为大家介绍几种名贵药材的鉴别方法。

**1. 阿胶**。阿胶一般为长方形块状，色泽均匀，在强光照射下可呈半透明状，其质地坚硬，夏日也不容易湿软。对其鉴定可采用拍打鉴别法：持一块阿胶用力拍打于桌面，打断成碎块后，观察断后的碎块，如果是棕色，且半透明，色泽均匀无异物者就是正品；反之，则可能是假药。

**2. 三七**。观察三七表面，可发现其颜色为灰褐色或灰黄色，而且像打过蜡一样有光泽。并且三七下部有支根断痕，周围有瘤状突起，顶端有根茎痕，质地坚实。而其断面颜色多为黄绿、灰绿或灰白色。鉴定三七比较好的方法是化血鉴别法，即将待鉴定的三七粉倒入少量猪血内，如果发现猪血化为水

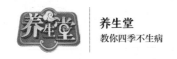
状，那么就是正品三七，这一鉴别法的根据是三七含有具有溶血功能的成分。

**3. 冬虫夏草**。近年来，冬虫夏草正逐渐成为不少中老年人补养身体的选择。但是，对于外行人来说，鉴别其真假并不容易。鉴别冬虫夏草的方法：一看"草形"，二看"草色"，三闻"草味"。冬虫夏草体形如蚕，长 3～5 厘米，"虫体"有足 8 对（中部 4 对比较明显）。正品的冬虫夏草表面比较粗糙，有 20～30 个明显环纹。品质以虫长草短、断面黄白、气香味鲜为佳。

冬虫夏草伪品主要有两种：一种是使用淀粉添加色素及黏合剂后压模制成，子实体有用泥巴伪造，也有用黄花菜染色伪造的；另一种则将幼蚕人工染成黄色做虫体。鉴定冬虫夏草时，可将其用水浸泡，发现子实体与虫体分离，或者用手轻捻子实体会有泥浆产生的则是假药。

# 附录4
# 《黄帝内经》四季养生精要

【原文一】

　　昔在黄帝，生而神灵，弱而能言，幼而徇齐，长而敦敏，成而登天。乃问于天师曰：余闻上古之人，春秋皆度百岁，而动作不衰；今时之人，年半百而动作皆衰者。时世异耶人将失之耶？

　　岐伯对曰：上古之人，其知道者，法于阴阳，和于术数，食饮有节，起居有常，不妄作劳，故能形与神俱，而尽终其天年，度百岁乃去。今时之人不然也，以酒为浆，以妄为常，醉以入房，以欲竭其精，以耗散其真，不知持满，不时御神，务快其心，逆于生乐，起居无节，故半百而衰也。

【释义一】

　　从前的黄帝，生来十分聪明，很小的时候就善于言谈，幼年时对周围事物领会得很快，长大之后，既敦厚又勤勉，及至成年之时，登上了天子之位。他向岐伯问道："我听说上古时候的人，年龄都能超过百岁，动作不显衰老；现在的人，年龄刚至半百，而动作就都衰弱无力了，这是由于时代不同所造成的呢，还是因为今天的人们不会养生所造成的呢？"

　　岐伯回答说："上古时代的人，那些懂得养生之道的人，能够取法于天地阴阳自然变化之理并加以适应，调和养生的办法，使之达到正确的标准。

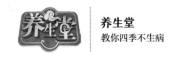
他们饮食有所节制，作息有一定规律，既不妄事操劳，又避免过度的房事，所以能够形神俱旺，协调统一，活到天赋的自然年龄，超过百岁才离开人世。而现在的人就不是这样了，把酒当水浆，滥饮无度，使反常的生活成为习惯；醉酒行房，因恣情纵欲，而使阴精竭绝；因满足嗜好而使真气耗散，不知谨慎地保持精气的充满；不善于统驭精神，而专求心志的一时之快，违逆人生乐趣；起居作息毫无规律，所以到半百之年就衰老了。"

【原文二】

春三月，此为发陈。天地俱生，万物以荣，夜卧早起，广步于庭，被发缓形，以使志生，生而勿杀，予而勿夺，赏而勿罚，此春气之应，养生之道也；逆之则伤肝，夏为实寒变，奉长者少。

夏三月，此为蕃秀。天地气交，万物华实，夜卧早起，无厌于日，使志勿怒，使华英成秀，使气得泄，若所爱在外，此夏气之应，养长之道也；逆之则伤心，秋为痎疟，奉收者少，冬至重病。

秋三月，此谓容平，天气以急，地气以明，早卧早起，与鸡俱兴，使志安宁，以缓秋刑，收敛神气，使秋气平，无外其志，使肺气清，此秋气之应，养收之道也；逆之则伤肺，冬为飧泄，奉藏者少。

冬三月，此为闭藏。水冰地坼，勿扰乎阳，早卧晚起，必待日光，使志若伏若匿，若有私意，若已有得，去寒就温，无泄皮肤，使气极夺。此冬气之应，养藏之道也；逆之则伤肾，春为痿厥，奉生者少。

【释义二】

春季的三个月谓之发陈，是推陈出新、生命萌发的时令。天地自然，都富有生气，万物显得欣欣向荣。此时，人们应该入夜即睡眠，早些起身，披散开头发，解开衣带，使形体舒缓，放宽步子，在庭院中漫步，使精神愉快，胸怀开畅，保持万物的生机。不要滥行杀伐，多施与，少敛夺，多奖励，少惩罚，这是适应春季的时令，保养生发之气的方法。如果违逆了春生之气，便会损伤肝脏，使提供给夏长之气的条件不足，到夏季就会发生寒性病变。

　　夏季的三个月，谓之蕃秀，是自然界万物繁茂秀美的时令。此时，天气下降，地气上腾，天地之气相交，植物开花结实，长势旺盛，人们应该晚睡早起，不要对天长炎热感到厌倦，情志应保持愉快，切勿发怒，要使精神之英华适应夏气以成其秀美，使气机宣畅，通泄自如，精神外向，对外界事物有浓厚的兴趣。这是适应夏季的气候，保护长养之气的方法。如果违逆了夏长之气，就会损伤心脏，使提供给秋收之主的条件不足，到秋天容易发生疟疾，冬天再次发生疾病。

　　秋季的三个月，谓之容平，自然界景象因万物成熟而平定收敛。此时，天高风急，地气清肃，人应早睡早起，和鸡的活动时间相仿，以保持神志的安宁，减缓秋季肃杀之气对人体的影响；收敛神气，以适应秋季容平的特征，不使神思外驰，以保持肺气的清肃功能，这就是适应秋令的特点而保养人体收敛之气的方法。若违逆了秋收之气，就会伤及肺脏，使提供给冬藏之气的条件不足，冬天就要发生飧泄病。

　　冬天的三个月，谓之闭藏，是生机潜伏，万物蛰藏的时令。当此时节，水寒成冰，大地龟裂，人应该早睡晚起，待到日光照耀时起床才好，不要轻易地扰动阳气，妄事操劳，要使神志深藏于内，安静自若，好像人的隐秘，严守而不外泄，又像得到了渴望得到的东西，把他密藏起来一样；要守避寒冷，求取温暖，不要使皮肤开泄而令阳气不断地损失，这是适应冬季的气候而保养人体闭藏机能的方法。违逆了冬令的闭藏之气，就要损伤肾脏，使提供给春生之气的条件不足，春天就会发生痿厥之疾。

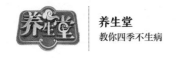

【原文三】

逆春气则少阳不生，肝气内变。逆夏气则太阳不长，心气内洞。逆秋气则太阴不收，肺气焦满。逆冬气则少阴不藏，肾气独沉。

夫四时阴阳者，万物之根本也。所以圣人春夏养阳，秋冬养阴，以从其根；故与万物沉浮于生长之门，逆其根则伐其本，坏其真矣。故阴阳四时者，万物之终始也，生死之本也。逆之则灾害生，从之则苛疾不起，是谓得道。道者圣人行之，愚者佩之。从阴阳则生，逆之则死；从之则治，逆之则乱。反顺为逆，是谓内格。是故圣人不治已病治未病，不治已乱治未乱，此之谓也。

【释义三】

违逆了春生之气，少阳就不会生发，以致肝气内郁而发生病变。违逆了夏长之气，太阳就不能盛长，以致心气内虚。违逆了秋收之气，太阳就不能收敛，以致肺热叶焦而胀满。违逆了冬藏之气，少阴就不能潜藏，以致肾气不蓄，出现泄泻等疾病。

四时阴阳的变化，是万物生命的根本，所以圣人在春夏季节保养阳气以适应生长的需要，在秋冬季节保养阴气以适应收藏的需要。顺从了生命发展的根本规律，我们就能与万物一样，在生、长、收、藏的生命过程中运动发展。如果违逆了这个规律，就会戕伐生命力，破坏真元之气。因此，阴阳四时是万物的终结，是盛衰存亡的根本，违逆了它，就会产生灾害；顺从了它，就不会发生重病，这样便可谓懂得了养生之道。对于养生之道，圣人能够加以实行，愚人则时常有所违背。顺从阴阳的消长，就能生存，违逆了就会死亡。顺从了它，身体机能就会正常；违逆了它，身体机能就会紊乱。相反，如背道而行，就会使机体与自然环境相格拒。所以圣人不等病已经发了再去治疗，而是在疾病发生之前治疗，如同不等到乱事已经发生再去治理，而是在它发生之前治理。

【原文四】

春伤于风，邪气流连，乃为洞泄。夏伤于暑，秋为痎疟。秋伤于湿，上逆而咳，发为痿厥。冬伤于寒，春必温病。四时之气，更伤五脏。

【释义四】

春天伤于风邪，留而不去，会发生急骤的泄泻。夏天伤于暑邪，到秋天会发生疟疾病。秋天伤于湿邪，邪气上逆，会发生咳嗽，并且可能发展为痿厥病。冬天伤于寒气，到来年的春天，就要发生温病。四时的邪气，交替伤害人的五脏。

【原文五】

天有四时五行以生长收藏，以生寒暑燥湿风。人有五脏化五气，以生喜怒悲忧恐。故喜怒伤气，寒暑伤形。暴怒伤阴，暴喜伤阳。厥气上行，满脉去形。喜怒不节，寒暑过度，生乃不固。

故重阴必阳，重阳必阴。故曰：冬伤于寒，春必温病，春伤于风，夏生飧泄，夏伤于暑，秋必痎疟；秋伤于湿，冬生咳嗽。

【释义五】

大自然的变化，有春、夏、秋、冬四时的交替，有木、火、土、金、水五行的变化，因此，产生了寒、暑、燥、湿、风的气候，它影响了自然界的万物，形成了生、长、收、藏的规律。人有肝、心、脾、肺、肾五脏，五脏之气化生五志，产生了喜、怒、悲、忧、恐五种不同的情志活动。喜怒等情志变化，可以伤气；寒暑外侵，可以伤形。突然大怒，会损伤阴气；突然大喜，会损伤阳气。气逆上行，充满经脉，则神气浮越，离去形体。所以若喜怒不加以节制，寒暑不善于调适，就会有性命之忧。

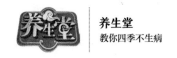
阴极可以转化为阳，阳极可以转化为阴。因此，冬季受了寒气的伤害，春天就容易发生温病；春天受了风气的伤害，夏季就容易发生飧泄；夏季受了暑气的伤害，秋天就容易发生疟疾；秋季受了湿气的伤害，冬天就容易发生咳嗽。

【原文六】

黄帝曰：夫百病之所始生者，必起于燥温寒暑风雨，阴阳喜怒，饮食居处，气合而有形，得脏而有名，余知其然也。夫百病者，多以旦慧、昼安、夕加、夜甚，何也？

岐伯曰：四时之气使然。黄帝曰：愿闻四时之气。岐伯曰：春生，夏长，秋收，冬藏，是气之常也，人亦应之，以一日分为四时，朝则为春，日中为夏，日入为秋，夜半为冬。

【释义六】

黄帝问："各种疾病的发生，都是由于风、雨、寒、暑、燥、湿等外邪侵袭，或者由于性生活没有节制、喜怒过度等情志刺激，以及饮食和生活起居失常等原因引起。邪气侵入人体产生相应的病理表现，各种致病因素影响内脏会形成相应的疾病，这些内容我已经知道了。许多疾病，多在早晨病情较轻，中午病情平稳，傍晚病情加重，夜间病情最重，这是为什么呢？"

岐伯回答说："这是因为四季变化使人体阳气出现盛衰交替所造成的。黄帝说："我想了解四季变化对人体影响的具体情况。"岐伯说："春季阳气生发，夏季阳气旺盛，秋季阳气收敛，冬季阳气闭藏，这是四季中自然界阳气变化的一般规律，人体的阳气变化也与它相对应。把一天按照四季划分，早晨相当于春季，中午相当于夏季，傍晚相当于秋季，半夜相当于冬季。"

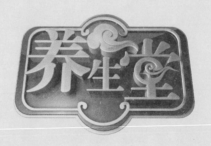